“十三五”国家重点图书出版规划项目
天津市重点出版扶持项目

U0798851

“癌症知多少”
新媒体健康科普丛书

胃　癌

丛书主编　樊代明　郝希山
主　　编　季加孚

天津出版传媒集团
天津科技翻译出版有限公司

图书在版编目(CIP)数据

胃癌 / 季加孚主编. — 天津 : 天津科技翻译出版有限公司, 2022.3

("癌症知多少"新媒体健康科普丛书 / 樊代明, 郝希山主编)

ISBN 978-7-5433-4094-7

Ⅰ. ①胃… Ⅱ. ①季… Ⅲ. ①胃癌-诊疗 Ⅳ. ①R735.2

中国版本图书馆 CIP 数据核字(2021)第 018298 号

胃癌
WEI'AI

出　　版:天津科技翻译出版有限公司
出 版 人:刘子媛
地　　址:天津市南开区白堤路 244 号
邮政编码:300192
电　　话:(022)87894896
传　　真:(022)87893237
网　　址:www.tsttpc.com
印　　刷:天津海顺印业包装有限公司分公司
发　　行:全国新华书店
版本记录:710mm×1000mm 16 开本 10.75 印张 150 千字
2022 年 3 月第 1 版 2022 年 3 月第 1 次印刷
定价:35.00 元

丛书编委会

崔云龙	崔兆磊	戴　东	丁　超	董　丽	董阿茹汗
董凤齐	董恒磊	董晓璠	杜　娟	杜　强	杜玉娟
段　峰	段　梦	段振东	范　彪	范志松	方小洁
房　锋	封　磊	冯　莉	冯　敏	冯丽娜	冯梦晗
冯梦宇	付　强	高　婕	高　劲	高　明	高　申
高　炜	高　秀	高　岩	高伟健	弓晓媛	宫本法
关海霞	关莎莎	郭　志	郭丹丹	郭婧瑶	郭姗琦
韩　晶	何　浩	何　朗	何　流	何　毅	何帮顺
何江弘	何亚琳	和　芳	贺　斌	贺　瑾	洪　雷
侯秀坤	胡海涛	胡耐博	胡文雪	胡筱蓉	黄　河
黄鼎智	黄慧强	黄金超	黄梅梅	黄敏娜	黄诗雄
黄文倩	黄育北	季　科	季　鑫	季加孚	季耘含
贾　佳	贾晓燕	贾英杰	贾子豫	姜文奇	姜志超
蒋微琴	焦　杰	金　辉	金　鹏	金　希	金　鑫
金　雪	荆　丽	井艳华	阚艳艳	康文哲	孔　学
孔大陆	孔凡铭	孔轻轻	孔雨佳	雷海科	黎军和
李　琛	李　方	李　红	李　洁	李　静	李　娟
李　力	李　玲	李　凌	李　宁	李　圃	李　倩
李　荣	李　薇	李　艳	李　燕	李　洋	李　盈
李　莹	李　勇	李春波	李大鹏	李冬云	李昉璇
李国强	李海鹏	李虹义	李虎子	李惠霞	李慧锴
李慧莉	李家合	李嘉临	李建丽	李静燃	李利娟
李萌辉	李姝颖	李维坤	李文桦	李文杰	李文涛
李小江	李小梅	李晓东	李雅楠	李勇强	李之华
李志领	李志铭	李治中	力　超	梁　峰	梁　菁
梁金晓	梁晓峰	廖书恒	廖正凯	林　宁	林　源
林立森	林贤东	林晓琳	林仲秋	凌小婷	刘　晨

刘刚	刘昊	刘洁	刘姗	刘涛	刘巍
刘妍	刘阳	刘颖	刘昭	刘兵城	刘博文
刘长富	刘东伯	刘东明	刘冬妍	刘端祺	刘合利
刘红利	刘宏根	刘慧龙	刘家成	刘嘉寅	刘俊田
刘凌翔	刘盼盼	刘荣凤	刘少华	刘潇濛	刘晓园
刘筱迪	刘彦芳	刘艳霞	刘耀升	刘云鹤	刘云涛
刘志敏	卢仁泉	卢小玲	卢致辉	鲁军帅	鲁苗苗
陆鸣	陆舜	陆苏	路娜	吕强	罗迪贤
罗志芹	马虎	马帅	马薇	马翻过	马福海
马婷婷	马蔚蔚	马雪玲	孟晓敏	牟睿宇	穆瀚
聂蔓	宁晓红	牛文博	潘杰	齐立强	齐文婷
强万敏	秦磊	秦健勇	邱红	邱录贵	曲秀娟
瞿慧敏	饶群仙	任越	任大江	荣维淇	汝涛
沙永生	单玉洁	邵欣欣	邵志敏	佘彬	申鹏
沈琦	沈倩	沈文斌	施咏梅	石晶	石倩
石燕	石汉平	司同国	思志强	宋晨歌	宋春花
宋天强	宋亦军	苏畅	苏玲	孙婧	孙鹏
孙颖	孙彬栩	孙凌宇	孙文茜	孙现军	孙潇楠
孙雪影	孙艳霞	谭健	谭先杰	汤东	唐凤
唐丽丽	田洁	田艳涛	汪艳	王飞	王峰
王杰	王洁	王科	王莉	王龙	王琦
王蕊	王飒	王潇	王欣	王鑫	王迎
王盈	王莹	王宇	王钊	王勐	王艾红
王安强	王炳智	王丹鹤	王风华	王海楠	王会英
王建祥	王建正	王晶晶	王景文	王军轶	王丽娟
王楠娅	王书奎	王舒朗	王晰程	王夏妮	王潇潇
王晓群	王艳晖	王玉栋	王玉珏	王园园	王志惠

隗汶校	魏　华	魏　凯	魏立强	魏丽娟	魏述宁
魏松锋	魏振军	闻淑娟	邬明歆	吴　楠	吴　琼
吴尘轩	吴航宇	吴小华	吴晓江	吴延升	吴胤瑛
吴月奎	伍晓汀	武　强	武佩佩	武云婷	夏　奕
向　阳	肖　健	肖　莉	肖书萍	谢玲玲	信　文
邢金良	邢晓静	熊　斌	熊青青	徐　泉	徐　彦
徐慧婷	徐瑞华	徐晓琴	许红霞	许婧钰	闫　东
阎　玲	严　颖	颜　兵	杨　波	杨　丹	杨　航
杨　丽	杨　敏	杨　双	杨合利	杨隽钧	杨李思瑞
杨佩颖	杨伟伟	杨子鑫	姚剑峰	叶　枫	易　丹
易峰涛	易树华	尹　玉	尹如铁	尤　俊	于　歌
于海鹏	于仁文	于晓宇	虞　夏	虞永峰	袁　航
运新伟	翟晓慧	战淑珺	张　斌	张　晨	张　帆
张　红	张　寰	张　慧	张　霁	张　娇	张　晶
张　莉	张　龙	张　蕊	张　倜	张　伟	张　玮
张　雯	张　欣	张　雪	张　瑶	张广吉	张国辉
张海波	张宏艳	张建军	张建伟	张丽丽	张凌云
张梦迪	张青向	张庆芬	张汝鹏	张师前	张炜浩
张潇潇	张小田	张笑颖	张玄烨	张雪娜	张瑶瑶
张亚萍	张一楠	张玉敏	张跃伟	张蕴超	张梓贤
赵　静	赵　峻	赵　坤	赵　群	赵　婷	赵　玮
赵　雯	赵　勇	赵洪猛	赵敬柱	赵林林	赵颂贤
赵锡江	赵志丽	郑　莹	郑爱民	郑传胜	郑华川
郑向前	支修益	只璟泰	周　晨	周　晶	周　岚
周　琦	周洪渊	周丽芯	朱　玲	朱津丽	朱晓黎
朱晓琳	朱颖杰	庄则豪	邹冬玲	邹燕梅	邹征云
左　静					

《胃癌》编委会

主　编

季加孚

编　者　(按姓氏汉语拼音排序)

步召德　　范　彪　　冯梦宇　　何　流　　季　科　　季　鑫
季加孚　　贾子豫　　李嘉临　　王安强　　吴晓江　　杨合利
张　霁　　张一楠

丛书前言一

匠心精品，科普为民

人类认识癌症的历史源远流长。无论是古希腊时期的希波克拉底，还是中国古代的《黄帝内经》等早期医学文献，都曾系统描述过癌症。20世纪下半叶以来，世界癌症发病人数与死亡人数均呈快速上升趋势，尤其是20世纪70年代以后，癌症发病率以年均3%～5%的速度递增。癌症已成为当前危害人类健康的重大疾病。

我国自改革开放以来，经济、社会、环境及人们的生活方式都发生了变化，目前正快速步入老龄化社会，这导致我国在肿瘤患者人数快速增长的同时，癌谱也发生了较大变化。在我国，发达国家高发的肺癌、乳腺癌、结直肠癌的发病率迅速上升，发展中国家高发的胃癌、肝癌、食管癌等的发病率亦居高不下，形成发达国家与发展中国家癌谱交融的局面，这给我国的肿瘤防治工作带来了较大挑战。

为了推动肿瘤科普精品创作，为公众和广大患者提供一套权威、科学、实用、生动的科普丛书，在中国科学技术协会的大力支持下，中国抗癌协会组织数百位国内肿瘤专家，集体编写了本套丛书。

丛书的作者都是活跃在我国肿瘤科普领域的专家，通过讲座、访谈、文章等多种形式为广大群众特别是肿瘤患者及其家属答疑解惑，消除癌症认知误区，推进癌症的早诊早治。他们的经验积累和全心投入是本套丛书得以出版的基础。

本套丛书满足了两方面的需求：

一是大众的需求。中国抗癌协会通过各地肿瘤医院、肿瘤康复网站、康复会、患友会等组织问卷调研，汇总常见问题，以保证专家回答的问题是读者最关心和最渴望知道答案的问题。

二是医生的需求。在日常工作中，临床医生要用很大一部分时间来回答患者一些重复率非常高的问题。如果能把这些问题汇总，统一进行细致深入的解答，以图书的形式提供给患者及其家属，不仅能为临床医生节省很多时间，同时也能大大提高诊疗的效率。

丛书的出版不是终点，而是一个起点。本套丛书将配合中国抗癌协会每年的世界癌症日、全国肿瘤防治宣传周等品牌活动，以及肺癌、乳腺癌关注月等各类单病种的宣传活动，通过讲座与公益发放相结合的形式，传播防癌抗癌新知识，帮助患者树立战胜癌症的信心，普及科学合理的规范化治疗方法，全面落实癌症三级预防的总体战略。

本套丛书是集体智慧的结晶。衷心感谢中国科学技术协会对丛书的鼎力支持，感谢百忙之中为丛书的编写投入巨大精力的各位专家，感谢为丛书出版做了大量细致工作的出版社编辑，也感谢所有参与丛书筹备组稿工作的中国抗癌协会秘书处的工作人员。

希望本套丛书的出版能为国家癌症防治事业做一份贡献，为大众健康谋一份福祉。

郝希山

中国抗癌协会名誉理事长

中国工程院院士

丛书前言二

肿瘤防治，科普先行

一、肿瘤防治，科普先行

1.健康科普，国家之需求

2016年，习近平总书记在“科技三会”上指出，“科技创新、科学普及是实现创新发展的两翼，要把科学普及放在与科技创新同等重要的位置。”这是中央领导从国家发展战略高度对新的历史时期科普工作和科普产业发展的新部署和新要求。2017年，“健康中国”作为国家基本发展战略被写进十九大报告，报告明确提出“健康中国行动”的主要任务就是实施健康知识普及行动。

2.肿瘤科普，卫生事业之需求

恶性肿瘤的病因预防为一级预防；通过筛查而早期诊断，以提高肿瘤疗效为二级预防。世界卫生组织（WHO）认为，40%以上的癌症可以预防。恶性肿瘤的发生是机体与环境因素长期相互作用的结果，因此，肿瘤预防应贯穿于日常生活中并长期坚持。肿瘤预防在于降低发病率和死亡率，从而减少国家医疗资源的消耗，减轻恶性肿瘤对国民健康的危害和社会、家庭的经济负担。

3.肿瘤科普，公众之需求

大数据表明，在中国，健康与医疗科普相关词条占总搜索量的57%。2017年国人关注度最高的10种疾病中，“肿瘤”的搜索量超过36亿次，跃居十大疾病之首，之后连续数年蝉联关注榜首位。这一方面说明公众对肿瘤科普有巨大需求，同时也反映了公众对癌症的恐慌情绪。一次次名人患癌事件、一段段网络泛滥的癌症谣言，时时处处诱发公众“谈癌色变”的心理。因此，消除癌症误区、建立正确的防癌观念是当前公民健康领域最重要的科普任务，肿瘤医学工作者责无旁贷。

4.肿瘤科普，患者之需求

恶性肿瘤严重威胁人类健康和社会发展。随着肿瘤发病率持续上升、患者生存期延长、个体对自身疾病的关注增加、患者参与诊疗决策的意愿不断增强，肿瘤科普已经成为刚性需求，涉及预防、诊疗、康复、护理、心理、营养等诸多领域。

5.肿瘤科普，大健康产业之需求

随着科普产业的进步和成熟，一批像果壳网、知乎、今日头条等科普资讯平台迅速发展壮大，成为国家发展科普产业的骨干力量。今天的科普产业正在走出科普场馆建设与运营、科普图书出版与发行、科普影视制作与传播、科普展教器具制作与展示等传统形式，迈向经济建设与社会发展更为广阔的前沿领域。科普的产业形态呈多元化发展，科普出版、科普影视、科普动漫与游戏、科普网站、科普旅游、科普会展、科普教育、科普创意设计服务等实体平台百花齐放。随着人口老龄化的加剧，肿瘤科普产业的规模正在不断扩大，这必将催生高水平多元化的科普产品。肿瘤防治，科普先行，利国利民。

二、科普先行，路在脚下

中国抗癌协会作为我国肿瘤学领域最重要的国家一级协会，在成立之日起，就把“科普宣传”和“学术交流”放在同等重要的位置，30 多年来，在肿瘤科普工作中耕耘不辍，秉持公心，通过调动行业资源和专家资源，面向公众和患者广泛开展了内容丰富、形式多样的抗癌科普宣传。通过长期实践，协会独创出“八位一体”的科普组织体系（团队 – 活动 – 基地 – 指南 – 作品 – 培训 – 奖项 – 媒体），为我国肿瘤防治科普事业的模式创新和路径探索做出了重要贡献。

中国抗癌协会自 1995 年创建“全国肿瘤防治宣传周”活动，经过近 30 年的洗练，已成为肿瘤领域历史最悠久、规模和影响力最大、社会效益最好的品牌科普活动。养成良好的生活方式、早诊早治、保证有效治疗、提高患者生存质量等防癌抗癌理念逐步深入人心。从2018年开始，中国抗癌协会倡议将每年的4月15日设为“中国抗癌日”，并组织全国性的肿瘤科普宣传活动。

科普精品是科普宣传的最重要武器。中国抗癌协会的几代学者，传承接力，倾心致力于权威科普作品的创作，为公众和患者奉献了数量众多的科普精品。2012年至今10年时间里，中国抗癌协会本着工匠精神，组织数百名专家编写了本套丛书（共20个分册），采用问答的形式，集中回答了公众及患者在癌症预防、诊疗中的常见疑问。目前本套丛书已入选“国家出版基金项目”“‘十三五’国家重点图书出版规划项目”“天津市重点出版扶持项目”等多个项目，取得了良好的社会效益。

随着近年来临床新进展不断涌现，新技术、新方法、新药物不断应用于临床，协会牵头组织广大专家，将防癌抗癌领域的最新知识奉献给广大读者朋友，帮助公众消除癌症误区，科学理性地防癌抗癌，提升公众的科学素养，为肿瘤防治事业贡献力量。

书之为用，传道解惑。科普创作有四重境界，即权威、科学、实用、生动。我们只为一个目标：让癌症可防可控。

肿瘤防治，科普先行；科普先行，路在脚下。

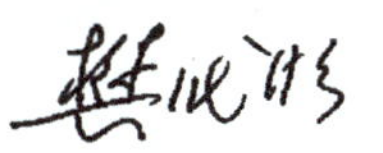

中国抗癌协会理事长

中国工程院院士

前　言

胃癌是我国最常见的消化系统恶性肿瘤之一，在相当长的时间内是危害我国人民健康的主要恶性肿瘤之一。与国际上胃癌防治研究处于先进水平的日本、韩国相比，我国在胃癌防治方面还有一定差距。为了解决胃癌防治难题，近年来中国同仁们通过系列创新研究，围绕模块化手术规范、微创手术、手术前后药物治疗以及胃癌分子机制，明显改善了我国的胃癌治疗效果。北京大学肿瘤医院胃肠团队创建了模块化手术模式，模块化手术降低了围术期风险，手术死亡率明显降低，远端胃癌根治术比例明显上升，从根本上改善了我国胃癌的治疗状况。在药物治疗方面，通过系列研究建立了手术与术前、术后化疗相结合的“鸡尾酒式”综合模式，显著改善了胃癌的治疗效果，降低了复发风险。通过分子机制探索，突破了个体化治疗及研究的瓶颈。此外，在中国抗癌协会的领导下，2017 年我国首次主办世界胃癌大会，极大提升了中国在国际学界的影响力。2018 年的全球肿瘤研究报告显示，中国是过去 20 年胃癌疗效改善最显著的国家。近两年逐步实现了胃癌的手术微创化、诊断智能化和治疗个体化，从根本上改善了我国胃癌防治现状。

为使更多的普通民众了解胃癌防治的规范，我们特编写了这本科普著作。其内容涵盖了胃癌的基本概念、基本理论和基本知识，从对胃的认知到对胃癌的了解，从症状到检查方法，从手术治疗到化学治疗、放射治疗、靶向治疗、免疫治疗等综合治疗，系统地介绍了胃癌防治的理论、经验与教训，希望通过此书让更多的普通民众增加防癌、治癌的常识,对我国胃癌的防治尽微薄之力。

鉴于时间和水平有限，本书也许离读者的期望还有一定距离,不足之处在所难免。在此,我们真诚地希望大家多提宝贵意见,以便及时修正。

2022 年 1 月

目　录

第一章　胃的基本知识

第二章　胃癌的基本知识

第三章　胃癌患者的症状表现

第四章　胃癌从症状上与其他疾病的鉴别诊断

第五章　胃癌诊断过程中常用的血液检验指标

第六章　胃癌常用的辅助检查方法

第七章　胃癌的外科手术治疗

第八章　胃镜及腹腔镜技术在胃癌诊治中的应用

第九章　胃癌的化疗

第十章　胃癌的新辅助化疗

第十一章　胃癌的放疗

第十二章　胃癌的靶向治疗

第十三章　胃癌的免疫治疗

第十四章　胃癌的预后

第十五章　胃癌患者出院后的注意事项

第一章

胃的基本知识

什么是胃？

胃是人体消化道的一部分，它有上下两口、大小两弯和前后两壁。胃的上口称为贲门，连接食管。胃的下口称为幽门，连接十二指肠。胃上端连接食管，接受来自食管的食物。下端连接十二指肠，将经过处理的食物排入十二指肠。我们把胃的右上缘，即自贲门延伸至幽门的部分称为胃小弯。胃大弯与胃小弯相对应，是胃的左侧缘，自贲门延伸至幽门。

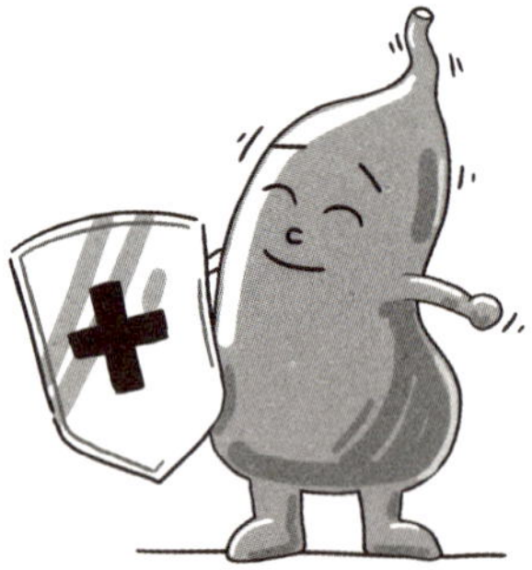

胃可以分为 4 个部分。贲门部：胃贲门周围的部分，与胃的其他部分无明显界限。胃底：胃的贲门切迹（食管左缘与胃大弯起始部形成的锐角）平面以上的部分，又称为胃穹隆，其中含有咽下的气体，在 X 线片上表现为气泡，放射学中称之为胃泡。胃体：上方与胃底相接，下界在胃小弯侧，为胃小弯的最低点，在胃大弯侧没有明显的分界，一般以胃大弯开始转为接近横向走行处为界。幽门部：位于胃体下界与幽门之间。

胃位于人体的什么位置？

胃位于人体的上腹部，如果充盈到中等程度，大部分在左侧肋下，小部分在腹上区。胃前壁的右侧与左半肝相连接，左侧上部紧邻膈，下部接触腹前壁，胃的下部移动性较大，通常称为胃前壁游离区。胃前壁接触腹前壁和肝左叶的下部，胃后壁隔着网膜囊与胰腺、左肾上腺、左肾、脾、横结肠及其系膜相毗邻，这些相邻器官共同形成胃床。胃底邻接膈和脾。胃的位置可因人的体型、体位、所含内容物的多少和邻近器官的影响等而有所改变，如胃充盈时，通常向左下方移动。

胃在人体中发挥什么样的作用？

胃最主要的功能是消化食物。食物进入胃以后，在胃液的化学消化作用及胃壁肌运动的物理消化作用，下变为细碎匀浆状的食糜。胃黏膜还可以分泌部分对人体有重要作用的物质，如胃酸、内因子、胃蛋白酶等。同时，胃作为消化道的重要部分，还起着通道作用，将经食管进入消化道的食物排入十二指肠。此外，胃还有一定的吸收功能，可吸收少量的水分、乙醇。

胃壁的解剖结构是什么样的？

胃壁的结构分为 4 层，从内向外排列，分别是黏膜层、黏膜下层、肌层、浆膜层。黏膜层柔软，血供丰富，呈红色或红褐色，胃黏膜形成许多高低不一的皱襞，胃小弯处的 4 ~ 5 条纵行皱襞较为恒定，皱襞间的沟称为胃道。胃黏膜表面遍布不规则的小沟，小沟相互连接成网状。肉眼可见胃黏膜呈小丘样隆起，直径为 1 ~ 6mm，称为胃区。放大镜观察可见胃区表面有许多小凹陷，称为胃小凹，是胃腺的开口处。黏膜下层由疏

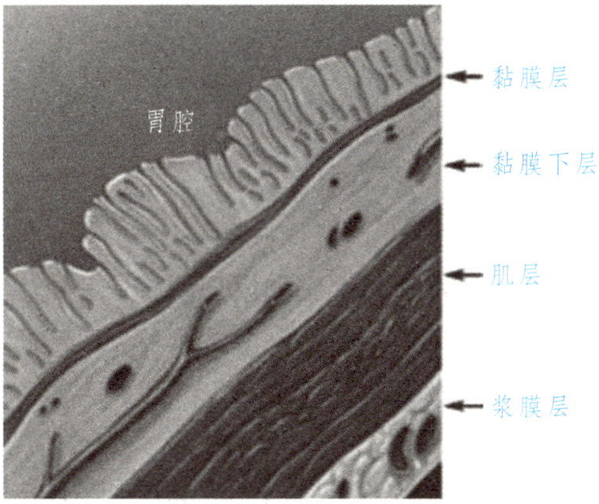

胃壁的结构（横断面）

松结缔组织构成，内含丰富的血管、淋巴管、神经丛。肌层由 3 层平滑肌构成，由外向内依次为纵层、环层及斜层。其中环层最发达，在幽门处显著增强，形成幽门括约肌，有延缓胃内容物排空和防止肠内物质逆流至胃的作用。胃的外膜为浆膜层。

胃的血液供应系统是如何构成的？

胃的血液供应系统极其复杂，其动脉血液主要来源于腹腔动脉干。胃的动脉组成了两条动脉弧，分别沿胃小弯和胃大弯走行。胃小弯动脉弧由源于腹腔动脉的胃左动脉和源于肝总动脉的胃右动脉组成；胃大弯动脉弧由源于脾动脉的胃网膜左动脉和源于胃十二指肠的胃网膜右动脉组成。此外，在胃底部还有源于脾动脉的胃短动脉和源于腹腔动脉或胃左动脉的左膈下动脉供应。除了上述动脉外，胰十二指肠前上动脉、胰十二指肠后上动脉、十二指肠上动脉、胰背动脉、胰横动脉等也参与了胃的血液供应。胃大弯、胃小弯侧的这些动脉在胃壁上发出许多小分支进入肌层，然后由这些小分支派生出众多血管并互相吻合成网。

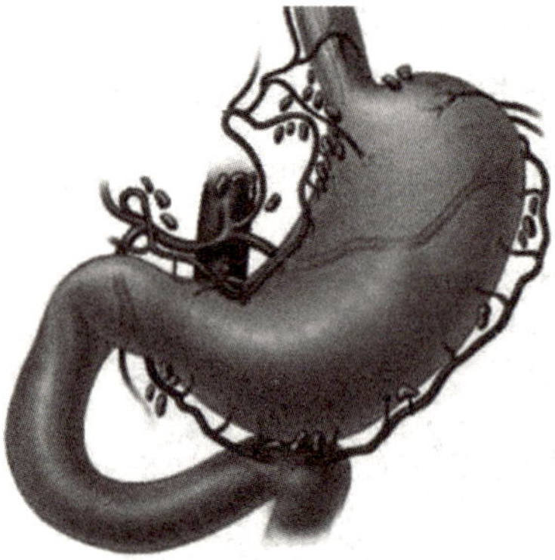

胃的血液供应和淋巴引流

胃的淋巴是如何引流的？

胃淋巴管与胃动脉相平行，因此胃周淋巴结分布与相应的动脉有关。根据胃的淋巴流向，将胃周淋巴结分为以下 4 组。

（1）腹腔淋巴结群。该淋巴结群主要沿胃左动脉分布，收集胃小弯上部的淋巴液。

（2）幽门上淋巴结群。该淋巴结群沿胃右动脉分布，收集胃小弯下部的淋巴液。

（3）幽门下淋巴结群。该淋巴结群沿胃网膜右动脉分布，收集胃大弯右侧的淋巴液。

（4）胰脾淋巴结群。该淋巴结群沿脾动脉分布，收集胃大弯上部的淋巴液。

胃与其他器官一样，癌症发生时可因淋巴管阻塞而改变正常的淋巴流向，导致在意想不到的部位出现淋巴结转移。由于胃淋巴管网在胃壁内广泛相通，因此不管哪个部位发生癌变，癌细胞都可以侵及其他部位的淋巴结。

常见的胃部疾病有哪些？

常见的胃部疾病包括胃炎、胃溃疡和胃肿瘤。

常见的胃肿瘤有哪些？

胃肿瘤包括良性和恶性两大类。其中，常见的胃良性肿瘤为胃息肉；常见的胃恶性肿瘤主要包括胃癌、胃间质瘤、胃淋巴瘤。

第二章

胃癌的基本知识

胃癌在全球是如何分布的？

2018 年，全球新发胃癌病例约为 100 万，其中死亡病例超过 78 万。在世界范围内，胃癌的发病率仅次于肺癌、乳腺癌、结直肠癌和前列腺癌，位居全球癌症的第五位；死亡率仅次于肺癌和结直肠癌，位居全球癌症的第三位。发病率具有明显的地域差异，胃癌高发区的发病率为低发区的 15~20 倍。其中，胃癌高发国家主要集中在东亚、拉丁美洲和东欧，而西欧、澳洲、北美洲等地区的胃癌发病率较低。近年来，在一些发达国家，胃癌的发病率呈下降趋势，而在东亚仍然呈上升趋势，尤其在日本和韩国男性群体中，胃癌的发病率最高。除了发病率，胃癌患者的预后也存在明显的地域差异，日本和韩国胃癌患者的 5 年生存率均超过 60%，其他大多数国家为 20%~40%。其中，胃癌 5 年生存率为 30%~40% 的国家包括中国、美国、加拿大、意大利、德国、瑞士、澳大利亚、新加坡等，胃癌 5 年生存率为 20%~30%的国家包括新西兰、土耳其、科威特、毛里求斯及绝大多数欧洲国家，而在智利、厄瓜多尔、印度、泰国、保加利亚等国胃癌 5 年生存率低于 20%。

我国胃癌的发病情况如何？

我国是世界范围内胃癌发病率和死亡率均较高的国家之一。2004—2005 年，全国第三次死因回顾抽样调查结果显示，我国胃癌粗死亡率为 24.71/10 万，排名由前两次调查统计的第一位后移至第三位。2009 年，全国肿瘤登记地区的胃癌发病率为 36.2/10 万、死亡率为 25.9/10 万，与 2008 年（发病率为 37.9/10 万、死亡率为 26.6/10 万）相比略有下降，但仍高于 2007 年水平（发病率为 33.7/10 万、死亡率为 24.6/10 万）。2014 年，我国新发胃癌病例为 41 万，约占同期全部癌症的 10.79%；死亡病例为 29 万，约占同期全部癌症死亡病例的 12.8%。年龄标化发病率（19.62/10 万）和死亡率（13.44/10 万）均较之前下降，但据最新数据显示，我国每年新发胃癌病例约占全球的40%，胃癌发病率在我国仍位居第二位，仅次于肺癌，死亡率位居第三位。因此，胃癌在相当长的时间内仍然是危害我国人民健康的主要恶性肿瘤之一。

我国胃癌的流行病学特征如何？

年龄特征：在我国，胃癌的发病情况与年龄密切相关。在24岁以下的年轻人群中，胃癌发病率<1/10万；而在55~59岁的中年人群中，胃癌发病率上升至50/10万；在80~84岁的老年人群中，胃癌发病率达到顶峰（185.85/10万）。由于胃癌的致死率较高，死亡率也随年龄的增长而上升。

（1）性别特征：男性的胃癌发病率约为女性的2.4倍；在45岁以上的群体中，胃癌死亡率同样存在差异，男女比例为（2~3）：1。男性死亡率约为19.33/10万，位居所有癌症的第三位；女性死亡率约为7.8/10万，位居所有癌症的第二位。胃癌死亡率的高峰年龄段也存在性别差异，男性死亡率在80~84岁年龄段达到峰值（280.45/10万），而女性死亡率在85岁以上年龄段达到峰值（131.99/10万）。

（2）地理分布特征：我国胃癌分布具有明显的地理特征，发病率和死亡率在城乡之间均存在明显差异，农村明显高于城市。城市的胃癌发病率为17.29/10万（男性为24.5/10万，女性为10.37/10万），农村为22.82/10万（男性为32.45/10万，女性为13.22/10万）；城市的胃癌死亡率为11.51/10万（男性为16.64/10万，女性为6.66/10万），农村为16.12/10万（男性为22.98/10万，女性为9.4/10万）。防治措施、社会经济条件等因素是决定农村和城市差异的主要原因。因此，在我国农村，胃癌的防治具有更重要的意义。

（3）胃癌预后特征：2010—2014年，我国胃癌的5年生存率约为35.9%，同期日本和韩国的5年生存率分别为60.3%和68.9%。究其原因，我国80%以上的胃癌患者在确诊时已为进展期胃癌。虽然国家已经大力推广宣传胃癌的早期筛查，但大部分民众仍然缺乏对早期内镜筛查获益的认识，加之对内镜检查不适感的恐惧及文化差异等因素，导致我国胃癌的早期筛查参与率较低。早期胃癌的治愈率远远高于进展期胃癌。因此，我国胃癌的主要防治理念仍然是“早期诊断，早期治疗”。

肿瘤是什么？

肿瘤是指人体正在发育或成熟的正常细胞，在某些致瘤因素的长期作用下，局部细胞群出现过度增生或异常分化而生成的新生物。它与正常的组织和细胞不同，其生长不遵循正常细胞的新陈代谢规律，增殖不受约束和控制，肿瘤细胞呈现异常的形态、功能和代谢，从而破坏正常组织器官的结构并影响其功能。

肿瘤的分类标准是什么？

根据肿瘤的生长方式、速度、有无转移、组织结构及对人体的危害程度等多方面的情况，可将肿瘤分为良性、恶性和交界性三类。

（1）良性肿瘤。此类肿瘤是生长能力有一定限度的肿瘤，通常有包膜，边界清楚，局部呈膨胀性生长，生长速度缓慢，肿瘤细胞分化成熟。一般不侵袭、破坏邻近组织，也不向远处转移，对人体危害较小。但良性肿瘤如果生长在特殊部位（如颅内），可压迫邻近的重要组织器官，若不及时处理，也可能危及患者的生命。

（2）恶性肿瘤。此类肿瘤往往生长迅速且相对不受限制。肿瘤通常无包膜，边界不清，具有向周围组织浸润的侵袭性和侵袭远处组织的转移性，且肿瘤细胞分化不成熟，有不同程度的异型性，对人体危害大。若未采取有效治疗，通常可损害重要器官的功能，或因其无限制地生长造成机体衰竭，导致患者死亡。其中，上皮来源的恶性肿瘤又称为癌症。

（3）交界性肿瘤。此类肿瘤的组织形态和生物学行为介于良性与恶性肿瘤之间，又称为中间性肿瘤。在临床实践中，良、恶性难以区分的肿瘤并不少见，这类肿瘤的诊断标准往往不易确定。因此，在做出交界性肿瘤诊断时，常需要加以描述和说明。交界性肿瘤还可分为局部侵袭性和偶有转移性两类。前者常局部复发，伴有浸润性和局部破坏性生长，但无转移潜能；后者除经常局部复发外，偶可发生远处转移，转移概率<2%。

胃癌是什么？

胃癌是一种起源于胃黏膜的癌症，它具备癌症的典型特征。其主要检查手段包括胃镜、钡餐造影、腹部增强CT。确诊须依靠病理诊断。治疗以手术为主，化疗为辅。如果分期不同，治疗方案和预后也会有所不同。

幽门螺杆菌会增加胃癌的患病风险是如何被发现的？

幽门螺杆菌是人类最常见的致病菌，于20世纪80年代由澳大利亚科学家从慢性活动性胃炎患者的胃黏膜中分离出来，是一种缓慢生长、微需氧的革兰阴性杆菌。

科学家很早就开始关注幽门螺杆菌感染与胃癌发病风险之间的关系。20世纪60年代，在美国夏威夷州、加利福尼亚州和英国开展了3项回顾性队列研究，经过大约20年的自然随访，将胃癌患者和对照组的幽门螺杆菌感染情况进行比较，发现感染者患胃癌的相对危险度显著高于对照组。1994年，国际癌症研究机构(IARC)将幽门螺杆菌定为Ⅰ类致癌物。目前，有多项分析总结了幽门螺杆菌感染与胃癌发病风险的关系。分析结果显示，幽门螺杆菌感染与胃癌的发生密切相关，但幽门螺杆菌感染与胃贲门癌的发生无关，而与非贲门癌的发生密切相关。

治疗幽门螺杆菌是否有助于预防胃癌的发生？

目前，已有多项关于根除幽门螺杆菌感染与预防胃癌及癌前病变关系的研究报道。在哥伦比亚开展的一项长达6年的干预试验，采用三联疗法根除幽门螺杆菌感染，同时补充维生素C和β-胡萝卜素。该研究发现，根除幽门螺杆菌感染、服用维生素C和β-胡萝卜素，这三种干预的任一种或其组合均能有效地促进癌前病变的逆转。另一项在荷兰开展的干预研究对胃食管反流病患者进行抗幽门螺杆菌治疗，并随访观察2年。研究结果表明，根除幽门螺杆菌感染能有效地减轻胃窦的炎症反应，并使胃黏膜萎缩发生逆转，但对肠上皮化生无效。一项在我国山东省临朐县胃癌高发区开展的干预研究证实，在根除幽门螺杆菌感染7年后，当地发生重度萎缩性胃炎、肠上皮化生、异型增生或胃癌的合并风险下降了40%，并且有胃癌发病率降低的重要趋势。对干预人群继续随访至15年，治疗组1130例中34例发生胃癌，而对照组1128例中52例发生胃癌，治疗组的发病风险下降了39%。

EB病毒感染会增加胃癌的发病风险吗？

EB病毒(Epstein-Barr virus，EBV)属于疱疹病毒科，目前已证实EBV是传染性单核细胞增多症的病原体。此外，鼻咽癌和儿童淋巴瘤与EBV感染有关。近期研究发现，8%~10%的胃癌患者的肿瘤组织中可发现EBV，EBV阳性胃癌在EBV相关的恶性肿瘤中比例最高。因此，肿瘤组织中EBV的状态逐渐成为制订胃癌个体化治疗策略的潜在标志物。EBV阳性胃癌通常发生于胃底或胃体，约81%的患者为男性，大部分Lauren分型为弥漫型。有研究表明，EBV阳性胃癌的总体生存率高于其他类型。也有研究认为，EBV阳性胃癌的肿瘤组织中PD-L1表达升高，其总体生存率明显降低；EBV阳性胃癌对PD-1/PD-L1单抗治疗相对敏感，免疫治疗或许能够成为EBV阳性胃癌患者的一种治疗选择。然而，由于缺乏大样本临床试验数据，EBV对胃癌预后的预测价值尚不能明确，因此在胃癌临床诊疗中尚未常规检测EBV。

长期服用质子泵抑制剂会增加胃癌的发病风险吗？

质子泵抑制剂(proton pump inhibitor，PPI)是一种常用的抑制胃酸分泌的药物，常用的质子泵抑制剂包括奥美拉唑、兰索拉唑、泮托拉唑等一代药物，以及雷贝拉唑和艾司奥美拉唑等二代药物。在过去20多年间，由于被证实可以有效治疗胃食管反流性疾病，PPI 在临床中被过度使用。目前的研究尚未证实 PPI 的应用是否会导致胃癌的发生。但是，长期应用 PPI 会破坏胃内的酸性环境，使胃内持续保持低酸状态，更有利于幽门螺杆菌在胃体的种植和生长，从而诱发胃体胃炎，其中 1/3 的患者将会发展为萎缩性胃炎。虽然这种萎缩性胃炎在清除幽门螺杆菌后可以痊愈，并且尚无明确的证据表明其与胃癌的发生具有相关性，但慢性萎缩性胃炎是公认的胃癌发生的主要危险因素之一。因此，对于接受 PPI 治疗后持续存在反酸、消化不良等症状或需要长期服用 PPI 的患者，建议密切监测胃内幽门螺杆菌，一旦呈现阳性，及时进行幽门螺杆菌根除治疗。

吸烟会增加胃癌的发病风险吗？

吸烟是最主要的肿瘤环境危险因素，是 30%肿瘤患者的首要死亡原因，其中 80%为肺癌。除肺癌外，吸烟还是食管癌等近 10 种肿瘤的确切危险因素，并与多种肿瘤相关。

研究发现，吸烟也可增加胃癌的发病风险。1983 年，在我国山东省临朐县胃癌高发区开展的病例对照研究发现，吸烟可明显增加胃癌的发病风险，男性每天吸 1 包烟可使胃癌的发病风险增加 50%。另一项前瞻性研究发现，吸烟与癌前病变的发生密切相关，如果每天吸超过 1 包烟，发生异型增生的风险增加 1 倍以上，发生肠上皮化生的风险也明显

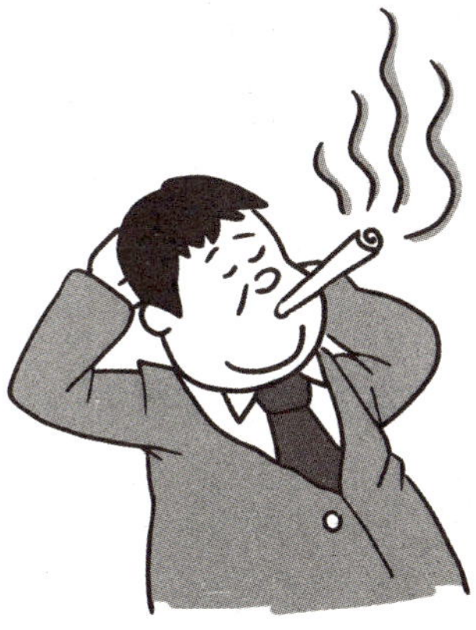

增加。吸烟是癌前病变进展到胃癌的危险因素。

长期食用腌制食品会增加胃癌的发病风险吗?

饮食因素与胃癌的发生密切相关,多食腌制、烟熏食品是胃癌发生的危险因素。在我国胃癌高发地,如山东省临朐县、福建省长乐区、辽宁省庄河市等地的研究发现,当地与胃癌高发密切相关的危险因素包括摄入食盐、食用鱼露及咸猪肉等。

高浓度的氯化钠会破坏胃黏液屏障、延长胃排空时间,间接促使致癌物进入胃黏膜细胞。同时,高盐分还会直接损伤胃黏膜上皮,导致上皮再生性增殖。早在1963年,有关研究人员率先报道了食用腌制食品与胃癌的发生相关,随后在不同国家进行的研究证实了高盐饮食可以增加胃癌的发病风险。动物模型显示,高盐饮食可导致大鼠发生胃炎,并可增加N-甲基-N'-硝基-N-亚硝基胍(MNNG)的致癌毒性,高盐分摄入促使化学致癌物和幽门螺杆菌诱发胃黏膜DNA损伤和癌变。一项在24个国家开展的随机对照研究显示,尿钠含量与胃癌死亡率相关。对我国胃癌高发、中发、低发的10个县的调查结果表明,高发区人均食盐年摄入量在9kg以上,明显高于低发区(4~7kg)。胃癌高发区人群的食盐摄入量较多,主要源于食用腌制食品。

然而,关于食用腌制食品与胃癌发生关系的研究结果不尽一致。1997年,世界癌症研究基金会和美国国家癌症研究所的报告显示,共有16项病例对照研究探讨了胃癌与腌制食品的关系,但结果并不十分一致,其中4项研究显示食盐/钠的摄入量越高,胃癌的死亡率越高;3项研究显示食盐的摄入量与胃癌相关,另有5项研究未发现两者有明显的相关性。

饮酒会增加胃癌的发病风险吗?

目前,关于饮酒与胃癌发病风险的关系尚无明确定论。一项荟萃分析收纳了14个病例对照研究及两项队列研究，结果显示饮酒可增加胃癌的发病风险。然而，近期的4项大型前瞻性队列研究和一项前瞻性分析数据并没有发现饮酒与胃癌有明显的相关性。挪威的一项队列研究显示，饮酒可能与吸烟存在交互作用，共同增加胃癌的发病风险。该研究结果显示，吸烟可以使胃癌的发病风险增加1倍，而饮酒并不会增加胃癌的发病风险，但对重度吸烟者（每天1包以上）与重度饮酒者（每两周醉酒5次以上）的联合分析显示，这类人群患胃癌的风险是非吸烟、非饮酒者的4.9倍。

动物试验结果表明，在啮齿动物饮用的水中加入10%的乙醇不能促进MNNG诱导的胃癌发生。另有试验表明，给予大鼠11%的乙醇与MNNG，11%的乙醇可抑制MNNG诱导的胃癌发生。然而，另一项研究表明，给予大鼠20%的乙醇和0.9%的氯化钠可促进MNNG诱导的胃癌发生，但该试验无法区分到底是乙醇还是氯化钠，抑或是两者共同起作用。

亚硝基化合物是胃癌发病的危险因素吗？

到目前为止，尚未证实亚硝基化合物是人类胃癌的直接致癌启动因子，但许多研究结果支持胃癌的亚硝基化合物病因假说。

天然存在的亚硝基化合物是极微量的。在食品加工过程中产生的亚硝基化合物也并非人类接触的亚硝基化合物的主要来源。这类化合物对人类的潜在危害在于人类可以在体内内源性合成亚硝基化合物，而胃是主要合成场所。自然界存在大量的亚硝基化合物前体物，如食物中的二级胺和三级胺。这类前体物可在胃内合成亚硝基化合物。胃内亚硝化反应主要在酸性条件下发生，因此，即使胃黏膜正常，在胃液pH值较低的条件下亦可合成亚硝基化合物。当发生胃黏膜病变，如胃腺体萎缩、壁细胞减少、胃液pH值升高时，胃内细菌繁殖，微小环境发生改变。胃内细菌可加速硝酸盐还原为亚硝酸盐，并催化亚硝化反应，生成较多的亚硝基化合物。亚硝化反应不仅能在胃内发生，还能在胃黏膜内发生。当肌内注射盐酸羟嗪和地西泮后，在胃窦部肠上皮化生的组织匀浆中可检测出亚硝基化合物。由此可见，人类胃黏膜可在正常或损伤条件下直接受到亚硝基化合物的攻击。

哥斯达黎加的一项研究在健康儿童中进行了亚硝基脯氨酸（一种非致癌性亚硝基化合物）代谢试验。受试儿童的尿液中有亚硝基脯氨酸排出，说明在儿童时期，胃黏膜已有暴露于亚硝基化合物的可能性。在胃癌高发地区，如日本、哥斯达黎加、哥伦比亚和中国的成年人中进行的研究表明，受试者尿液中亚硝基脯氨酸含量显著高于低发区。研究进一步发现，胃黏膜肠上皮化生和异型增生患者尿液中的亚硝基脯氨酸水平高于胃黏膜正常或慢性浅表性胃炎患者。

流行病学调查还发现，一些胃癌高发区居民的食物中含有亚硝基化合物。在我国山东省临朐县居民食用的主食（发酵酸煎饼）中检出了二甲基、二乙基等亚硝基化合物；对福建省长乐区居民经常食用的鱼露进行亚硝化，检测出可能为亚硝基胍类的化合物，并在大鼠中诱发出胃腺癌；将日本人食用的鱼匀浆进行亚硝化后，在提取物中检测出类似于亚硝基胍的化合物，同样可诱发出大鼠胃腺癌；在哥伦比亚等胃癌高发区的一些食品（如豆类、包心菜）中也检测出较高含量的亚硝基化合物。

多环芳烃化合物是胃癌发病的危险因素吗？

冰岛为胃癌高发国家，居民多以渔业、牧业为生，有食用熏鱼、熏羊肉的习惯。分析熏鱼、熏羊肉的样品，可发现这些食品有较严重的包括3,4-苯并芘在内的多环芳烃化合物的污染，每千克含有高达2mg的多环芳烃化合物，相当于200支香烟所含有的量。近几十年来，冰岛居民新鲜食品的摄入量增加，熏制食品的摄入量减少，胃癌发病率呈下降趋势。日本调查资料显示，有20%的家庭经常食用烤鱼，食用量与胃癌死亡率呈正比，相对危险度为1.7。在烤鱼中可测定出多环芳烃化合物。蛋白和氨基酸高温下的分解物具有致突变作用，推测这些地区胃癌高发与上述因素有关。

常食用新鲜水果和蔬菜，可以降低胃癌的发病风险吗？

新鲜蔬菜、水果中含有许多人体所需营养素，特别是维生素一类，具有抗癌作用。这些物质通过竞争性地与致癌物结合，清除体内游离基，降解毒素，保护 DNA、大分子蛋白质免受致癌物攻击，稳定细胞膜，促进细胞正常分化，达到抗癌的作用。在我国山东省临朐县的研究显示，胃癌患者饮食中的维生素，特别是维生素 C 和 β－胡萝卜素明显缺乏。比较胃黏膜发生不同病变的人群，患有肠上皮化生、异型增生人群的血清维生素 C、β－胡萝卜素水平低于病变较轻人群。维生素 C 具有较强阻断亚硝基化合物的能力，β－胡萝卜素则具有抗氧化能力，可以在小肠内转化成维生素 A，维持细胞生长和分化。因此，这两类维生素很可能通过阻断致癌物和增强细胞修复能力达到降低胃癌风险的作用。

胃癌会遗传吗？

胃癌是内在的遗传因素和外在的环境因素共同作用的结果。胃癌在大部分情况下是没有明确遗传因素的，但在少数家族中胃癌仍表现出聚集性。曾有报道显示，在一个家族四代人（共 27 人）中有 12 人患胃癌，该家族成员中壁细胞抗体水平较高，但存在细胞介导的免疫缺陷。对胃癌患者进行调查发现，一级亲属患胃癌的比例显著高于二级、三级亲属，相对危险度为 2.0～4.0。我国山东临朐县的资料也同样显示，胃癌患者的父母、兄弟姐妹患胃癌的比例高于对照组，而其他癌症则无明显差异。另一项前瞻性研究也表明，胃癌患者一级亲属中胃癌发病率比期望值高 2.9 倍，其中女性亲属的胃癌发病率为对照组的 4 倍。胃癌分为肠型和弥漫型。有研究显示，弥漫型胃癌患者的亲属患病危险度更高，相对危险度为 7.0，而肠型则为 1.4，与对照组无显著差异。

此外，3%~5%的胃癌与遗传性癌症易感综合征（遗传性弥漫性胃癌、Lynch 综合征和家族性腺瘤性息肉病等）相关，这些疾病中的绝大部分都存在特定的基因突变。

尽管有一些证据表明遗传与胃癌有关，但大多数人认为证据不足。遗传因素与共同生活环境因素相互交错、很难区分，也增加了研究工作的难度。

胃癌的发生与血型有关吗？

血型与胃癌存在一定关系。1953年，研究人员发现胃癌患者中A型血人群的比例高于一般人群。随后30年间，多项研究均肯定了上述发现，A型血人群患胃癌的风险比其他血型高20%～30%。在研究胃的癌前病变时也发现，A型血人群患肠上皮化生和异型增生的比例高于其他血型人群，相对危险度分别高30%和40%。结合家族癌症病史分析发现，若A型血与胃癌家族史因素同时并存，相对危险度会升高；若两种因素互相独立，则未发现生物学交互作用。

什么是癌前病变？

癌前病变是一个病理学术语，它是指某些在统计学上具有癌变危险的病变，如不及时治疗有可能转变为癌。早期发现与及时治疗各种癌前病变，对于预防恶性肿瘤的发生具有重要的意义。

胃的癌前病变有哪些？

胃癌的发生、发展是一个多阶段、多步骤、多基因变异的积累及多机制的复杂过程，其间存在着一系列中间阶段。目前，肠型胃癌较为公认的发病模式是慢性萎缩性胃炎－肠上皮化生－异型增生/上皮内瘤变－浸润性癌，其中异型增生/上皮内瘤变是胃癌最为重要的癌前病变，与胃癌关系密切。

什么是胃的上皮内瘤变？

为了解决癌前病变的一些术语，如异型增生、不典型增生、原位癌和上皮内非浸润性肿瘤等的使用混乱，世界卫生组织（WHO）工作小组采用了“上皮内瘤变”这一术语来描述上皮浸润前的肿瘤性改变。上皮内瘤变包括组织结构和细胞形态两方面的异常。组织结构异常是指上皮排列紊乱、细胞极性消失；细胞形态异常是指细胞核不规则、染色质深染、核质比增高，以及核分裂活性增加等。上皮内瘤变是多种基因发生改变的结果，有发展为浸润性癌和转移癌的可能。

胃的上皮内瘤变是如何分类的？

上皮内瘤变的形态学诊断标准受主观因素影响较大，长期以来难以形成一个统一的标准。为了解决这一问题，WHO 工作小组制定了胃上皮内瘤变的病理形态学分级标准，分为不确定的上皮内瘤变、低级别上皮内瘤变、高级别上皮内瘤变。

胃的癌前病变如何处理？

在癌前病变中，对于存在“不确定的上皮内瘤变”的患者，只需要进行定期的随访。目前，低级别上皮内瘤变的处理缺乏统一的指导原则。大多数学者建议进行密切的定期内镜随访而无须特殊处理。随访的频率因人而异，各地的随访期限存在差异，但第一年至少每 3 个月随访一次；有学者认为可间隔 6 个月随访一次，病变如无进展则无须定期随访。由于高级别上皮内瘤变与浸润性腺癌的关系十分密切，因此许多学者建议一旦明确诊断，最好手术切除病灶，也有学者认为可以先进行密切随访，待明确了浸润性癌的诊断后再进行手术切除。随着纤维内镜技术的发展，内镜下黏膜切除已经越来越多地应用于高级别上皮内瘤变的治疗，并且取得了良好的效果。

胃的癌前病变是如何发展的？

胃黏膜上皮内瘤变作为癌前病变，其病理分级与发生癌变的危险性有关，低级别上皮内瘤变自发消退的可能性较高，而高级别上皮内瘤变虽然也有自发消退的可能，但进展为癌的可能性很高。欧洲的研究发现，低级别上皮内瘤变的自发消退率为38%～49%，19%～28%的患者不发生进展，0～15%的病例进展为高级别上皮内瘤变；而高级别上皮内瘤变患者的自发消退率为5%，14%保持不变，高达81%～85%的病例进展为浸润性癌。然而，日本的一项研究发现，随访3年以后，38例低级别上皮内瘤变中只有1例进展为高级别上皮内瘤变，其余37例保持不变；而10例高级别上皮内瘤变中只有1例进展为浸润性癌，其余9例保持不变。这些研究结果的差异如此之大，其原因可能是日本的研究中高级别上皮内瘤变患者数量比较少，且浸润性癌的诊断标准有所差异。许多研究证实，无明显肿物形成的胃黏膜高级别上皮内瘤变患者在诊断时可能已经存在浸润性胃癌，可见上皮内瘤变的临床重要性在于明确诊断标准和活检的代表性结果。

什么是早期胃癌？

“早期胃癌”这一术语和概念首先由日本学者于1962年提出，并逐渐得到国际上的公认。2000年，WHO胃肠道肿瘤分类将早期胃癌定义为“不论有无淋巴结转移而局限于黏膜层或黏膜下层的癌”。早期胃癌的诊断标准在于其浸润深度，而不考虑浸润范围大小及淋巴结有无转移，一旦癌细胞浸润肌层则称为进展期胃癌。

早期胃癌的治疗效果如何？

研究表明，早期胃癌的5年总生存率在90%左右，其中黏膜内癌的5年生存率为98%，黏膜下癌为88.7%；而早期胃癌的10年生存率为

66%～85%。各国早期胃癌占同期胃癌(包括可以手术切除和不能手术切除的胃癌)的比例各不相同,美国为3%～6%,欧洲约为10%,中国为7.5%,而日本则高达70%,这可能与日本纤维胃镜检查的广泛应用有关。近年来,随着各国纤维胃镜检查的逐渐普及,早期胃癌的检出率也有升高的趋势。

早期胃癌的大体类型有哪些?有何特点?

早期胃癌病变的大小不等,以直径1.0～4.0cm最为多见(占60%以上),其大体类型有隆起型、浅表型和凹陷型三大类。

(1)隆起型(Ⅰ型)。肿瘤明显高于周围正常胃黏膜(隆起高度超过正常黏膜厚度的2倍以上),常为有蒂或广基,癌组织局限于黏膜或黏膜下层。根据有无蒂又可分为有蒂隆起型(Ⅰp)和无蒂隆起型(Ⅰs)。此型最为少见,占4%左右。

(2)浅表型(Ⅱ型)。肿瘤较平坦,无明显隆起或凹陷,可进一步分为3个亚型。①浅表隆起型(Ⅱa):此类肿瘤呈平盘状,稍高于周围正常黏膜,但隆起高度不超过正常黏膜厚度的2倍,此型约占7.3%;②浅表平坦型(Ⅱb):无肉眼可见的隆起或凹陷,黏膜无明显异常,可稍显粗糙,此型约占10.5%;③浅表凹陷型(Ⅱc):病灶呈浅表凹陷,但深度只限于黏膜层内,形成癌性糜烂,此型最为常见,占39.5%。

(3)凹陷型(Ⅲ型)。肿瘤所在部位明显下陷,形成深达黏膜下层的溃疡,此型仅次于Ⅱc型,约占23%。

以上三大类五种类型的复合型比较常见,如浅表凹陷型(Ⅱc)肿瘤中心形成溃疡(Ⅲ型),则定义为Ⅱc+Ⅲ型,此种复合型较为常见,约占10%,而其他复合型只占6%。

此外,还有几种特殊类型的早期胃癌在临床上也应该引起重视,如微小胃癌、小胃癌和“一点癌”。微小胃癌是指癌灶直径小于5mm的早期胃癌;小胃癌是指直径为6～10mm的早期胃癌;“一点癌”是指胃黏膜活检为癌，而手术切除标本虽经系列（或全部）取材也找不到癌组织的早期胃癌，虽然从定义上来看也属于微小胃癌，但特指比微小胃癌更小的癌灶，它只占微小胃癌的 7%左右。

早期胃癌的组织学类型有哪几种？

早期胃癌的组织学类型包括乳头状腺癌、管状腺癌（高分化及中分化）、低分化腺癌、印戒细胞癌和黏液腺癌等。其中，乳头状腺癌和高分化及中分化管状腺癌相当于 Lauren 分型中的“肠型胃癌”，低分化腺癌和印戒细胞癌相当于“弥漫型胃癌”。此外，还存在一些少见类型，如未分化癌、混合型癌和鳞状细胞癌等。

早期胃癌的大体类型和组织学类型之间有什么联系？

早期胃癌大体类型与组织学类型有关。隆起型（Ⅰ和Ⅱa 型）以高分化及中分化管状腺癌和乳头状腺癌多见（70%以上）；浅表平坦型（Ⅱb 型）以低分化腺癌、印戒细胞癌或黏液腺癌多见（约为 50%），管状腺癌较少（37.5%）；而凹陷型以低分化腺癌、印戒细胞癌或黏液腺癌为主（70%以上），高分化及中分化管状腺癌仅占少数（约 12%）。

早期胃癌的浸润扩散有哪些特点？

相关研究发现，早期胃癌的浸润扩散存在许多不同于进展期胃癌的特点。首先，早期胃癌在黏膜固有层内向邻近组织扩散蔓延时，极少发生纤维包裹或炎性细胞浸润的现象。其次，组织学类型恶性程度较高的早期胃癌（低分化腺癌、印戒细胞癌和黏液腺癌）多表现为向黏膜浅层水平方向扩散的生长方式，而乳头状腺癌或高分化及中分化管状腺癌则多呈膨胀性生长，且易于破坏黏膜肌层而向黏膜下层浸润，并常见淋巴管癌栓。

尽管早期胃癌浸润深度较局限，但淋巴结转移却相对常见，大部分文献报道其发病率为 10%～20%。淋巴结转移与肿瘤浸润深度关系非常密切。黏膜下层癌的淋巴结转移发病率为 15%～30%，而黏膜内癌则明显低于前者(0～7%)。早期胃癌的远处转移少见，有文献显示其发病率低于 1%，主要转移部位是肝脏，未见腹膜、骨髓转移及腹腔内游离癌细胞的报道。

从大体形态来说，进展期胃癌可以分为哪几类？

进展期胃癌的大体形态各异，不同大体形态胃癌的生物学特性和临床意义也有所不同。目前，国内外最常用的进展期胃癌大体分型采用 Borrmann 分型。

Borrmann分型是国际上应用最广泛的一种进展期胃癌分型方法，它根据癌瘤在黏膜面的形态特征和在胃壁内的浸润方式进行分型，分为：①Borrmann Ⅰ型(结节或息肉型)；②Borrmann Ⅱ型(局部溃疡型)；③ Borrmann Ⅲ型(浸润溃疡型)；④ Borrmann Ⅳ型(弥漫浸润型)。

在 Borrmann 的 4 个分型中，以Ⅱ型及Ⅳ型最多见，Ⅰ型最少见。Borrmann 分型与癌的组织学类型有一定的联系。一般分化较高的乳头状、乳头管状或管状腺癌多为 Borrmann Ⅰ型或Ⅱ型，而分化较低的腺癌、未分化癌及印戒细胞癌往往为Ⅲ型或Ⅳ型。

从组织病理学来说，进展期胃癌有哪几种分型方法？

胃癌的组织学形态多样，异质性非常明显，而且其组织发生机制尚未完全明确，因此很难制订出一种被普遍接受的分型法。研究者们主要根据组织来源和形态结构或生物学行为特征对胃癌进行分型，提出了多种分型方法，其中最常用的是 WHO 分型和 Lauren 分型。其他较少应用的分型有 Carneiro 分型、Ming 分型、Adachi 分型及 Goseki 分型等。

进展期胃癌的 WHO 分型有哪几类?

WHO 分型将胃癌分为 5 种主要类型及其他一些少见类型。主要类型有管状腺癌、乳头状腺癌、黏液腺癌、低黏附性癌(包括印戒细胞癌和其他亚型)和混合性癌;少见类型有腺鳞癌、鳞状细胞癌、肝样腺癌、绒毛膜癌、壁细胞癌及未分化癌等。

进展期胃癌的 Lauren 分型有哪几类?

Lauren 分型将胃癌分为 4 种类型:肠型、弥漫型、混合型和不确定型。其中,肠型占 54%,弥漫型占 32%,混合型及不确定型占 14%。

Lauren 分型为肠型的胃癌有哪些特点?

此类胃癌的特点主要表现为临床上相对常见,分化程度高,有腺管形成;与癌前病变、胃黏膜萎缩和肠上皮化生有关,在远端胃癌中占多数,发病率稳定或下降;一部分此型胃癌与幽门螺杆菌感染有关。

Lauren 分型为弥漫型的胃癌有哪些特点?

此类胃癌相对少见,年轻患者所占比例较大。组织学表现多为未分化的印戒细胞,容易发生黏膜下播散,形成“皮革胃”,腹膜转移也很常见。通常无明显的癌前病变,也可能与幽门螺杆菌感染有关。有报道显示,A 型血人群具有遗传易感性。近年来,发生在近端胃的弥漫型胃癌的发病率在全球范围内有所升高。

进展期胃癌的 Lauren 分型有哪些流行病学特点?

多数研究表明,在胃癌高发区,肠型胃癌较多,弥漫型胃癌较少,而在胃癌低发区以弥漫型胃癌为主。胃癌高发区的居民移居到胃癌低发区后,肠型胃癌的发病率有所下降。因此,有研究者认为,肠型胃癌的发生可能与环境因素（如幽门螺杆菌感染及亚硝酸盐的摄入等）有关，而弥漫型胃癌的发生可能与遗传因素有关。

进展期胃癌的转移方式是什么？

胃癌的生物学行为差异较大，其扩散形式有所不同。一般而言，肿瘤细胞可以直接扩散到邻近器官，也可以通过血行转移或淋巴结转移至区域内或区域外淋巴结及远处的器官。

在胃癌进展过程中，肿瘤细胞可沿胃壁的组织间隙、淋巴管、血管或神经束膜在胃壁内持续扩散并破坏瘤灶周围组织，严重者可完全浸润胃壁并侵犯邻近的组织和器官，如食管、十二指肠、横结肠、肝脏、胰腺、横膈及脾脏等。胃癌在胃壁内可沿水平及垂直两个方向同时扩散。水平方向的扩散导致瘤灶体积逐渐增大，广泛的浸润可累及大部分胃壁而形成“皮革胃”；垂直方向的扩散沿黏膜层、黏膜下层、肌层及浆膜层等各层结构浸润，浸润浆膜层后，可直接侵犯胃壁外的组织和器官，或通过种植至腹腔、盆腔的脏器表面而形成癌灶（种植性转移）。

胃壁各层具有丰富的淋巴网，肿瘤细胞可进入淋巴管并扩散至区域内甚至区域外的淋巴结。其扩散途径遵循一定的规律，即从第一站淋巴结（所谓的“前哨淋巴结”）向更远的引流淋巴结，如颈部或盆腔淋巴结扩散。第一站淋巴结是指胃壁周围的各组淋巴结，如贲门、胃小弯、胃大弯、幽门上、幽门下和胃左动脉旁淋巴结等。目前，已有许多关于寻找胃癌“前哨淋巴结”的研究，但与乳腺癌相比，其假阴性率较高，因此尚未广泛应用。

晚期胃癌可经过血行转移至远处的器官，最常见的转移部位是肝脏，一般经门静脉转移，其他的转移部位有肺脏、骨骼、肾上腺、肾脏、脑、卵巢及皮肤等。大部分库肯勃瘤病例是来自胃癌的双侧卵巢转移。肝样腺癌和绒毛膜癌的肝转移发生率也很高，说明这些类型的胃癌具有独特的生物学行为，需要加以关注。值得注意的是，有些淋巴结转移阴性的早期胃癌也可发生血行转移。

进展期胃癌患者的总体生存情况如何？

研究表明，垂直方向的浸润（浸润深度）比水平方向的扩散（肿瘤大小）更具有预后意义。肿瘤组织局限于黏膜层或黏膜下层时，患者的5年生存率可达95%；累及肌层时，5年生存率为60%～80%；而累及浆膜下层时，5年生存率降至50%。

淋巴结转移是评价患者预后的一个重要指标，淋巴结转移数目越多，患者的预后越差。1～6个淋巴结转移的患者5年生存率为44%，而7～15个淋巴结转移的患者5年生存率为30%，超过15个淋巴结转移的患者5年生存率只有11%。区域淋巴结检查检出的数目对于准确进行病理分期非常重要，病理检查检出的淋巴结数目应该是15个以上，最好超过30个。某些特殊类型的胃癌，如肝样腺癌和绒毛膜癌，淋巴结转移的发生率高于普通型胃癌。

胃癌复发的生物学特点是什么？

从胃癌复发形式来看，胃癌复发分为连续性复发与非连续性复发。连续性复发即从残留的原发病变处连续生长、浸润，大多为断端及残留淋巴结复发，局限于手术野内，切缘残留大多引起术后复发。非连续性复发即癌细胞脱落或通过血道、淋巴引起的腹膜转移、肝转移、锁骨上淋巴结转移等，其中腹膜转移占复发病例的50%。

按复发部位可分为残胃复发、局部复发（手术野）、肝转移、肝外血行转移、腹膜播种、淋巴结转移及其他。

从浸润深度来看，肿瘤一旦浸润浆膜，腹膜播种的概率很大。当胃癌侵犯浆膜面积>20cm^{2}时，腹腔脱落癌细胞检测的阴性率为60%。据日本国立癌症研究中心报道，60%浆膜受累的胃癌患者在2年内复发。

从淋巴结转移来看，淋巴结转移的数量和转移淋巴结的类型与术后复发密切相关。大结节融合型效果较好，而小结节孤立型术后易早期复发。

从组织学类型来看，早期胃癌中的低分化及未分化癌多为浅表扩展型黏膜内癌，只要切除范围充分，术后通常无复发；进展期胃癌与早期胃癌相反，低分化癌、未分化癌及黏液腺癌术后易复发。复发性胃癌与原发性胃癌的组织学类型不尽相同，大多向恶性方向转化。

综上所述，复发性胃癌的生物学特点比较复杂，在各种影像学检查中也不易与术后改变相区别。但距首次手术时间的长短往往是衡量其恶性程度的综合指标。

胃癌的复发是否与手术相关？

胃癌的复发除了与胃癌的生物学行为有关外，首次手术的根治程度也会直接影响术后复发，切除范围不充分是造成切端癌残留的直接原因，而早期胃癌中的浅表扩展型、多发性胃癌等特殊类型，易发生癌残留。进展期胃癌发生切端癌残留的概率较大，Borrmann Ⅰ型及胃上部癌的近端切除范围不充分是癌症复发的原因之一，淋巴结清除不彻底或残留是造成局部复发的根源，术中无瘤操作观念不强也是造成医源性腹膜转移的原因。消化道重建方式不同也会影响术后复发。毕罗Ⅰ式手术后吻合口复发较多，常伴有空肠系膜内淋巴结转移；胰头部癌浸润、吻合口梗阻、梗阻性黄疸为其临床表现。

什么是食管胃结合部癌？

食管胃结合部癌是指发生于食管胃结合部的癌症。Siewert 和 Stein 将食管胃结合部癌定义为肿瘤中心距离解剖学食管胃结合部近端或远端 5cm 以内的癌症，而传统意义上的贲门癌是指肿瘤中心位于食管胃结合部近端或远端 2cm 以内的癌症，因此食管胃结合部癌所包含的区域比传统的贲门癌更为广泛。食管胃结合部为连接食管与胃之间的结构，即解剖学上的贲门部，系胃贲门及周围的部分，与胃的其他部位无肉眼可见的界限。该部位肿瘤病理类型包括腺癌、鳞状细胞癌等，其中腺癌最常见，也最受关注。食管胃结合部腺癌（adenocarcinoma of esophagogastric junction，AEG）的概念最早由德国学者 Siewert 提出，定义为肿瘤中心位于解剖学齿状线近端和远端 5cm 范围内的腺癌。1998 年，Siewert 和 Stein 创立了 AEG 分型系统，即 Siewert 分型系统。该分型系统目前被广泛接受，将 AEG 分为三种类型：肿瘤中心位于食管胃结合部近端 1～5cm 为 Siewert Ⅰ型，为食管下段腺癌；肿瘤中心位于食管胃结合部近端 1cm 与远端 2cm 之间为 Siewert Ⅱ型，为真正意义上的贲门癌；肿瘤中心位于食管胃结合部远端 2～5cm 为 Siewert Ⅲ型，为贲门下癌。根据 AJCC 第 8 版 TNM 分期系统，Siewert Ⅰ型和Ⅱ型应按照食管癌进行分期，Siewert Ⅲ型应按照胃癌进行分期。Siewert Ⅰ型的生物学行为和淋巴结转移方式更接近于食管癌，因此治疗方式参考食管癌。Siewert Ⅱ型和Ⅲ型的生物学行为和淋巴结转移方式更接近于胃癌，因此在治疗上与胃癌有很多相似之处。

什么是残胃癌？

Balfour 于 1922 年报道了第一例残胃癌，近年来有关残胃癌的报道逐渐增加，研究表明远端胃切除术后发生的残胃癌约占全部胃癌病例的 1%～8%。早期的报道中绝大多数是良性病变（如良性溃疡）患者接受胃切除术后发生的残胃癌，近 20 年来因良性溃疡接受手术的病例越来越少，而胃癌的早期诊断率不断提高，且胃癌病例基数不断增加，因此残胃癌的定义也发生了变化。目前认为，残胃癌是指因良性病变行胃切除术后 5 年以上，残胃出现的新发癌症；或因胃癌行胃部分切除术后 10 年以上，残胃出现的新发癌症。

良性病变术后发生的残胃癌与胃切除术后消化液反流引起的长期慢性刺激相关。毕罗Ⅱ式重建术后发生残胃癌的概率高于毕罗Ⅰ式重建术，且吻合口发生残胃癌的可能性最高。良性溃疡患者接受手术治疗后发生残胃癌的平均时间为 20～30 年。

胃癌术后发生的残胃癌与萎缩性胃炎和肠上皮化生等致癌因素持续存在相关，消化道结构的改变和幽门括约肌的缺失导致消化液反流，进一步增加了残胃癌的发病率。有研究表明，毕罗Ⅰ式重建术后发生残胃癌的概率高达66%。目前，胃癌根治术较少采用毕罗Ⅰ式重建术。此外，胃癌手术后发生的残胃癌一般不在吻合口附近。胃癌手术后发生残胃癌的时间为6.8～18.8年，显著短于良性溃疡手术后发生的残胃癌。

什么是胃癌的分子病理学？

胃癌的发生、发展过程中会出现许多遗传及分子水平的异常改变，包括原癌基因的激活、生长因子或受体的过表达、肿瘤抑制基因、DNA修复基因及细胞黏附分子的失活、肿瘤抑制基因的杂合性缺失和点突变，以及由于CpG岛甲基化而导致的失活等。对这些分子异常事件的发现和认识，使得分子病理学在肿瘤的预防、早期诊断、分类和治疗方面得到了广泛而有效的应用。例如，CDH1基因（上皮型钙黏蛋白表达基因）的检测有助于发现遗传性弥漫型胃癌，人类表皮生长因子受体2（HER-2）的表达有助于晚期胃癌靶向治疗方案的选择，而DNA错配修复蛋白（MLH1、MSH2、MSH6和PMS2）及PD-L1的表达有助于胃癌免疫治疗方案的选择。

胃癌患者行HER-2检测的意义是什么？

HER-2是位于染色体17q21的一种原癌基因，属于人类表皮生长因子受体（EGFR）家族。其编码中的一种跨膜酪氨酸激酶受体蛋白，在细胞增殖、分化和存活等的信号传导调节过程中起着重要作用。免疫组织化学检测结果显示，胃腺癌的HER-2过表达率为12%～22.1%。肠型胃癌的HER-2过表达率高于弥漫型，而发生于食管胃结合部或近端胃腺癌的HER-2过表达率高于发生于远端胃的腺癌。

一项名为ToGA的大规模Ⅲ期国际临床试验结果表明，一种人源性HER-2抗体Trastuzumb（曲妥珠单抗，商品名为Herceptin，中译名为“赫赛汀”）联合化疗（卡培他滨或5-氟尿嘧啶＋顺铂），可以有效延长

HER-2 阳性进展期胃癌患者的总体生存期和无进展生存期，并提高肿瘤对化疗药物的敏感性。基于这些结果，美国食品药品监督管理局(FDA)于 2010 年 10 月批准将曲妥珠单抗应用于 HER-2 阳性的转移性胃或食管胃结合部腺癌患者，而 2012 年 8 月，该单抗也被我国国家药品监督管理局批准用于 HER-2 阳性晚期胃癌的一线治疗。因此，胃癌患者初诊时应常规进行 HER-2 检测。

ToGA 试验结果显示，一方面，HER-2 蛋白的表达水平越高，曲妥珠单抗疗效越好；另一方面，对于 HER-2 基因有扩增但蛋白表达水平低或阴性的肿瘤，曲妥珠单抗的疗效并不好。

如何解读胃癌患者 HER-2 检测结果？

胃癌 HER-2 免疫组织化学染色判读和评分标准

评分	手术切除标本	活检标本	HER-2 过表达状态
0	无反应或<10%的肿瘤细胞膜染色	任何肿瘤细胞无细胞膜染色	阴性
1+	≥10%的肿瘤细胞微弱或隐约可见细胞膜染色；仅有部分细胞膜染色	肿瘤细胞团微弱或隐约可见细胞膜染色（不考虑着色的肿瘤细胞占整个组织的百分比）	阴性
2+	≥10%的肿瘤细胞有弱到中度的基底侧膜、侧膜或完全性细胞膜染色	肿瘤细胞团有弱到中度的基底侧膜、侧膜或完全性细胞膜染色（不考虑着色的肿瘤细胞占整个组织的百分比，但至少有 5 个成簇的肿瘤细胞着色）	不确定
3+	≥10%的肿瘤细胞基底侧的膜、侧膜或完全性细胞膜强染色	肿瘤细胞团的基底侧膜、侧膜或完全性细胞膜强染色（不考虑着色的肿瘤细胞占整个组织的百分比，但至少有 5 个成簇的肿瘤细胞着色）	阳性

胃癌患者行错配修复蛋白和 PD-L1 检测的意义是什么?

微卫星又称为短串联重复序列,遍布于人类基因组中。与正常细胞相比，肿瘤细胞内的微卫星由于重复单位的插入或缺失而导致微卫星长度的改变,定义为微卫星不稳定性。微卫星状态包括高度不稳定、低度不稳定和稳定三种状态,高度不稳定容易导致 DNA 复制错误,增加基因突变的概率。研究表明,微卫星不稳定是由 DNA 错配修复基因缺陷引起的。正常细胞中,当细胞遭受内源性或外源性刺激诱发 DNA 损伤,就会启动 DNA 修复系统,其中错配修复是非常重要的一种修复方式,当错配修复基因存在缺陷时,基因突变的发生率增加,进一步增加了恶性肿瘤的发病率。临床工作中可以通过免疫组织化学检测错配修复蛋白(MLH1、MSH2、MSH6 和 PMS2)来验证胃癌是否存在错配修复缺陷,或者通过 PCR 检测微卫星标志物(BAT25、BAT26、MONO27、NR21、NR24)的基因表达来证实胃癌的微卫星状态。

PD-L1 于 2000 年被首次发现并鉴定,是一种免疫检查点,被证实在部分肿瘤细胞表面高表达，后续研究证实其参与调控肿瘤的免疫应答并且可以作为免疫治疗的靶点。临床工作中可以通过免疫组织化学检测肿瘤组织中肿瘤细胞及间质成分的 PD-L1 表达。

基于一系列临床试验结果,2017 年 FDA 加速审批了 PD-1 单克隆抗体(Keytruda,派姆单抗)用于微卫星高度不稳定的不可切除或转移性实体肿瘤的治疗,同时需要满足以下条件:前期的治疗方案导致疾病进展或没有其他可替代治疗方案。FDA 同年审批了 PD-1 单抗用于局部进展、复发或转移性 PD-L1 阳性胃癌的治疗,前提是接受两种以上治疗方案后疾病进展。

因此,对于局部进展期、复发或转移性胃腺癌和食管胃结合部腺癌患者，应常规进行错配修复蛋白（MLH1、MSH2、MSH6 和 PMS2)和 PD-L1 的检测。

哪些患者需要警惕胃癌发生？

（1）慢性萎缩性胃炎患者。慢性萎缩性胃炎患者的胃癌发病率较高。

（2）恶性贫血患者。10%的恶性贫血患者可能发生胃癌，此类人群胃癌的发病率为正常人群的 5～10 倍。

（3）胃息肉患者。腺瘤性息肉或绒毛状息肉虽然在胃息肉中的比例不高，癌变率却高达 15%～40%。直径大于 2cm 的息肉癌变率更高。增生性息肉多见，其癌变率仅为 1%。

（4）残胃患者。因良性病变行胃切除术后 5 年以上残胃出现的新发癌症，或因胃癌行胃切除术后 10 年以上残胃出现的新发癌症统称为残胃癌。对于良性病变患者，接受胃部手术后，尤其是术后 10~20 年，胃癌的发病率显著上升。研究表明，对于胃癌确诊患者，无论属于早期胃癌还是进展期胃癌，10 年期限都是区分新发癌症与复发性癌症的最佳节点。

（5）良性胃溃疡患者。胃溃疡边缘的黏膜容易发生肠上皮化生与恶变。

第三章

胃癌患者的症状表现

早期胃癌患者有哪些表现？

①70%以上的早期胃癌患者无任何不适。②上腹痛。早期多表现为隐痛或不适感，晚期出现剧痛。疼痛无规律性，餐后反而加重，但也有部分患者的疼痛类似溃疡，使用抗酸剂可缓解。③上腹部饱胀不适。④食欲减退，厌食油腻、肉类食物，晚期则出现厌食。⑤胃贲门部癌可表现为吞咽时剑突下梗阻感。

如何从自身症状来识别胃癌的早期报警信号？

①腹痛缺乏原有溃疡发作的规律性，明显不同于往常。②胃痛发作时，进食或服药后无改善，反而加重。③以往胃病发作时，对食欲、体重和体力无显著影响，现在却出现食欲缺乏、乏力和显著的体重减轻。④持续便血，甚至呕血。⑤原因不明的上腹部不适、乏力、消瘦。⑥行胃切除手术后 5 年以上，出现消化不良、消瘦、贫血和胃出血等症状。

晚期胃癌患者有哪些表现？

（1）因癌细胞增殖而发生能量消耗与代谢障碍，导致抵抗力低下、营养不良、维生素缺乏等，具体表现为乏力、食欲缺乏、恶心、消瘦、贫血、水肿、发热、便秘、皮肤干燥和毛发脱落等。

（2）胃癌溃烂会引起上腹部疼痛、消化道出血、穿孔等。胃癌疼痛与进食无明确相关性或进食后加重。部分患者的疼痛类似消化性溃疡的疼痛，进食或服用制酸剂可缓解，这种情况可维持较长时间，而后疼痛逐渐加重且持续。肿瘤出血时表现为粪便隐血试验阳性、呕血或黑便，5%的患者出现大出血，甚至有因出血或胃穿孔等急腹症而首次就医者。

（3）胃癌的机械作用引起的症状，如由于胃充盈不良而引起的饱胀感、沉重感，以及厌食、疼痛、恶心、呕吐等。胃癌病灶位于贲门附近可侵犯食管，引起呃逆、吞咽困难；位于幽门附近可引起幽门梗阻。

（4）癌细胞扩散、转移引起的症状，如腹水、肝大、黄疸，以及肺脏、脑、前列腺、卵巢、骨骼等转移而引起的相应症状。

胃癌患者查体时有哪些发现？

（1）早期胃癌患者在查体时可无任何阳性发现。

（2）中晚期胃癌患者以腹压痛最为常见。

（3）部分患者可扪及上腹部肿块。

（4）肝转移、黄疸、腹水、左锁骨上及左腋下淋巴结肿大是晚期表现。

（5）部分晚期患者在直肠指诊时可发现盆腔肿块。

（6）晚期可发热，多呈恶病质。

胃癌患者就诊时常见的症状有哪些？

最常见的症状包括腹痛或上腹痛、体重下降。常见的症状包括消化道出血、进食困难、早饱感、恶心、呕吐、腹壁肿块或皮下结节、淋巴结肿大、疲劳。

胃癌患者可能出现哪些与癌症相关的伴随症状？

癌症的伴随症状是指肿瘤组织分泌的一些激素、因子引起的癌症以外的症状，最容易出现伴随症状的癌症是肺癌和前列腺癌。胃癌患者也可以出现伴随症状。

（1）皮肤症状：皮肌炎、环状红斑、类天疱疮、脂溢性角化病。

（2）中枢神经系统症状：痴呆、共济失调。

（3）血栓性静脉炎、微血管病性溶血性贫血、膜性肾病。

第四章

胃癌从症状上与其他疾病的鉴别诊断

胃癌患者为何会出现上腹部疼痛?

胃癌初发症状中最常见的为上腹部疼痛,且疼痛性质、程度不一。起病时仅有轻度胀痛、钝痛或隐痛,常为间歇性,无特殊异常,容易被认为是溃疡或胃炎等,给予制酸剂或胃黏膜保护剂等相应的治疗后症状一般可完全缓解。随着疾病的发展,疼痛可加剧,频繁发作或为持续性,此种疼痛与饮食关系不大,可在餐后发生,也可在空腹时发生,服用制酸剂常难以完全缓解疼痛。当出现幽门梗阻导致的胃潴留时,可出现胀满疼痛,呕吐后可有所缓解;当肿瘤侵犯周围脏器或腹膜转移时,可出现持续性腹部疼痛不适;当胃癌患者发生腹膜后淋巴结转移或侵犯胰头神经丛时,可出现腰背部疼痛;当肿瘤部位出现穿孔时,可突发剧烈腹痛并出现腹膜炎症状及体征。

上腹部疼痛是临床极其常见的症状,多数由上腹部脏器疾病引起,但腹腔外疾病及全身性疾病也可引起。腹痛原因较多,机制复杂,并可受到多种因素影响。因此,必须认真了解患者病史,包括腹痛的性质、程度、发作时间、诱发及缓解因素等,并进行全面的体格检查和必要的辅助检查,综合分析病情。

出现上腹部疼痛时,哪些疾病需要与胃癌相鉴别?

(1)急腹症。胃癌以急性腹痛为首发症状者少见,但急腹症起病急、进展快,一旦延误可能造成严重后果。因此,对于急性腹痛,必须先排除常见的急腹症,如消化性溃疡穿孔、急性胆囊炎等。

(2)胃溃疡、慢性胃炎。胃溃疡是胃部常见良性病变,典型表现为慢性病程、周期性发作的节律性上腹部疼痛,可使用制酸剂缓解。但应注意,有典型溃疡样上腹部疼痛症状者不一定是消化性溃疡。此外,部分消化性溃疡患者的症状可不典型,甚至无症状,因此单纯依靠病史难以做出可靠诊断。对于初诊为胃溃疡者,必须在完成正规疗程后进行胃镜复查，溃疡缩小或愈合不是鉴别良、恶性溃疡的最终依据，必须重复活检加以证实。

（3）胆道系统疾病。肝胆系统的神经支配节段与胃基本一致，因此疼痛部位类似，而且慢性胆囊炎、胆囊结石发病率高，临床常见，诊断为胃癌的患者中伴发慢性胆囊炎、胆囊结石者也并不少见。超声检查简单方便、无痛苦，通常为临床首选检查方法，而且超声对胆囊结石及胆囊炎的诊断敏感性和准确性高，而对胃肠道等空腔脏器疾病的检出率低，临床上因确诊胆囊结石、胆囊炎而漏诊同时伴发的胃肠道肿瘤的情况并不少见，在行胆囊切除时发现胃癌者也不罕见。

（4）胰腺病变。慢性胰腺炎和胰腺肿瘤常见，疼痛位于中上腹深部，可偏左或偏右。初为间歇性，后转为持续性，餐后加剧，应用解痉止痛药常难以缓解疼痛。疼痛在夜间或仰卧位及脊柱伸展时加剧，俯卧位、蹲位、弯腰坐立或蜷膝侧卧位可使腹痛减轻，腹痛剧烈者常有持续性腰背部剧痛。血清和尿淀粉酶、超声、CT 检查等有助于鉴别。

（5）慢性阑尾炎。阑尾炎早期疼痛位于脐周或上腹部，为内脏性疼痛，常伴有恶心、呕吐。随着疾病的发展，持续而强烈的炎症刺激影响相应脊髓节段的躯体传入纤维，出现牵涉痛，疼痛转移至右下腹。当炎症进一步累及腹膜壁层时，则出现躯体性疼痛，程度剧烈，伴有压痛、反跳痛及肌紧张。阑尾炎典型症状为转移性右下腹痛，起病时出现上腹部疼痛，但压痛限于麦氏点（阑尾根部的体表投影，常以脐与右髂前上棘连线的中、外 1/3 交点作为标志）。血常规检查示白细胞计数增多，超声检查可发现阑尾增粗、水肿及阑尾周围积液等症状，有助于鉴别。

胃癌患者为何会出现餐后饱胀感和呕吐？

患者出现餐后饱胀感及呕吐症状主要源于胃窦及幽门肿瘤，症状取决于幽门狭窄的程度、食物的量及性质。开始多由进食固体食物及粗纤维食物引起饱胀感和不适，后期则出现呕吐。随着幽门狭窄或梗阻的加重，进食半流质及流质饮食也可引起饱胀感及呕吐。呕吐物为宿食，常伴有酸臭气味，一旦肿瘤出血，呕吐物则含有血液或呈咖啡色样，呕吐后胀痛可暂时缓解或消失。胃体癌、弥漫浸润型胃癌导致胃腔狭小、胃蠕动功能差，也可出现餐后饱胀感及呕吐。严重呕吐可导致失水和低氯低钾性碱中毒，发生营养不良和体重减轻。

出现餐后饱胀感和呕吐时，哪些疾病需要与胃癌相鉴别？

（1）消化性溃疡伴幽门梗阻。胃十二指肠溃疡出现幽门梗阻主要由痉挛、炎症水肿、瘢痕形成或综合因素引起。痉挛或水肿引起的梗阻是暂时性的、可逆的，痉挛缓解和水肿消退后梗阻即可缓解，而瘢痕引起的梗阻则是渐进性的、持久性的。症状主要表现为腹痛和反复发作的呕吐，呕吐多发生在下午或晚上，呕吐量多，呕吐物多为宿食且伴有腐败酸臭气味，大多不含胆汁，呕吐后腹胀、腹痛可缓解或减轻。病程较长者，可有脱水、低氯低钾性碱中毒表现。体检时偶尔可见胃肠型及蠕动波，纤维胃镜检查可确定梗阻并明确梗阻原因。

（2）胰头十二指肠肿瘤。胰头十二指肠肿瘤可导致梗阻，呕吐物一般含胆汁，梗阻呈进行性加重，可伴有胆道梗阻症状，如发热、梗阻性黄疸等，血清癌胚抗原（CEA）、糖类抗原 19-9（CA19-9）可升高，胃镜、CT 和磁共振胰胆管成像（MRCP）等检查有助于进一步诊断。

（3）十二指肠淤滞症。梗阻症状主要由十二指肠水平部受肠系膜上动脉压迫引起。呕吐是主要症状，常发生于餐后数小时，呈间歇性发作。呕吐物为胃内容物，含胆汁，伴上腹部饱胀不适，呕吐后症状可缓解，取俯卧位或膝胸卧位有助于缓解症状。钡剂造影表现为十二指肠水平部受压，呈“笔杆征”，钡剂通过受阻，取俯卧位时钡剂可迅速通过十二指肠进入空肠，近端十二指肠及胃扩张，十二指肠常有明显逆蠕动。超声检测肠系膜上动脉与腹主动脉之间的夹角或 CT 三维重建能够显示肠系膜上动脉与十二指肠之间的关系，可进一步明确诊断。

胃癌患者为何会出现食欲缺乏、消化不良?

胃癌患者常伴随胃酸分泌降低、胃蠕动功能差，导致胃内食物停滞,常引起潴留食物异常发酵、产气而发生嗳气、上腹饱胀感。嗳出的气体因发酵而呈酸臭气味,并因此导致口臭。食欲缺乏在胃癌患者中常见但并不具特异性,40% ~ 60%的早期胃癌患者可出现食欲下降,并随着病情发展而加重。

出现食欲缺乏、消化不良时,哪些疾病需要与胃癌相鉴别?

功能性消化不良是由胃和十二指肠功能紊乱引起的一组临床综合征,主要症状包括上腹部疼痛、餐后饱胀感、上腹胀、嗳气、食欲缺乏等。功能性消化不良是临床上最常见的一种功能性胃肠病。欧美国家的流行病学调查表明,普通人群中有消化不良症状者占 19% ~ 41%。病因和发病机制至今尚不清楚,可能与胃肠动力障碍、内脏感觉过敏、胃底对食物的容受性舒张功能下降及精神心理因素等有关。诊断功能性消化不良需要先排除器质性疾病。若患者年龄在 45 岁以上,近期出现消化不良症状,有消瘦、贫血、呕血、黑便、吞咽困难、腹部肿块、黄疸等症状,或消化不良症状进行性加重,必须进行彻底检查以积极寻找病因。

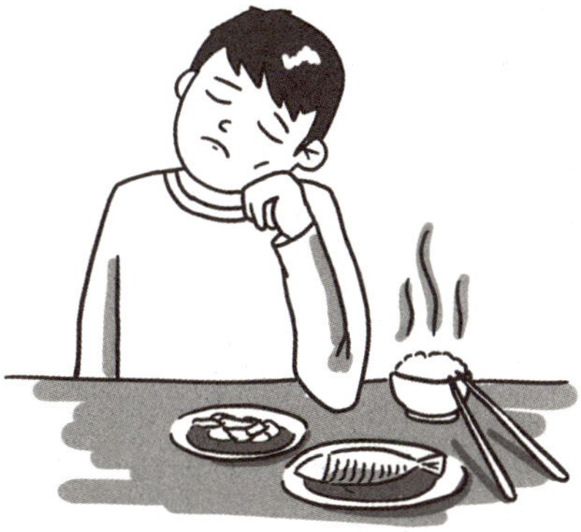

胃癌患者为何会出现呕血、黑便?

胃癌中上消化道出血的发病率约为30%，肿瘤组织坏死脱落可引起黏膜表面出血，表现为呕吐咖啡样物、呕血、黑便、粪便隐血试验阳性、柏油样便或血便。胃癌出血通常以少量持续性出血为特点，大出血较少见，发病率为7%～9%。大出血不一定是晚期表现，胃壁黏膜下层有丰富的血供，当胃癌病灶累及较大血管或黏膜下层血管受到广泛浸润破坏时，亦可发生大出血。呕血的颜色因出血量的多少及在胃内停留时间的长短而不同。若出血量多或在胃内停留时间短，时呈鲜红色或混有凝血块，或为暗红色；若出血量较少或在胃内停留时间长，则因血红蛋白与胃酸作用形成酸化正铁血红蛋白，呕吐物可呈棕褐色咖啡渣样。上消化道短时间内大量出血亦可表现为暗红色甚至鲜红色血便，此时若不伴呕血，常难与下消化道出血相鉴别。长期慢性出血患者以贫血为全身突出表现，若急性出血量达到循环血量的20%以上，则出现冷汗、四肢冷、心慌、脉搏加速等急性失血症状；若出血量为循环血量的30%以上，则出现神志不清、面色苍白、心率加快、脉搏细弱、血压下降、呼吸急促等急性周围循环衰竭表现。

出现呕血、黑便时，哪些疾病需要与胃癌相鉴别?

(1)上消化道出血。引起上消化道出血的常见原因为胃十二指肠溃疡、门静脉高压症、出血性胃炎、胃癌及胆道出血。其中，胃十二指肠溃疡为上消化道出血的最常见原因，而且以十二指肠溃疡出血多见。患者若有慢性、周期性疼痛等溃疡症状，并且过去行胃镜或X线钡餐造影证明患有胃十二指肠溃疡，服用制酸药可缓解疼痛。诊断消化性溃疡出血一般并不困难，但10%左右的胃十二指肠溃疡出血患者没有溃疡病史。食管胃底静脉曲张破裂出血通常是肝硬化门静脉高压的并发症，出血通常突发，且难以自止。大部分患者有长期酗酒、肝炎或血吸虫病史，体检时若发现蜘蛛痣、肝掌、腹壁静脉曲张、脾大，通常可诊断为食管胃底静脉曲张破裂出血。但需要注意的是，约 1/4 的门脉高压症引起的上消化道出血患者，可能是溃疡或门脉高压性胃病引起的出血，部分患者也可能缺乏明显的肝硬化体征，食管胃底静脉曲张并不明显。出血性胃炎患者通常有破坏胃黏膜屏障或损伤胃黏膜的用药史，如阿司匹林等非甾体消炎药及皮质类固醇，在应激状态下也可发生出血。胆道出血较少见，常伴有胆绞痛、黄疸。其他少见病因包括胃壁动脉瘤、食管裂孔疝等。早期内镜检查是上消化道出血的首选诊断方法，如果内镜检查未能发现出血病因，或胃内大量积血和血块影响内镜检查，或仍有活动性出血，可考虑行选择性腹腔及肠系膜上动脉造影检查或放射性核素检查。

（2）下消化道出血。胃癌出血急、量多，肠蠕动过速时，便血可呈鲜红色，类似下消化道出血。小肠出血并不常见，常见原因为血管发育异常、憩室和肿瘤等。结肠出血的常见原因为肿瘤。结肠镜检查对确诊结肠病变有重要意义，但小肠病变定位、定性较为困难，腹部 CT、选择性肠系膜上动脉造影、放射性核素及胶囊内镜检查对定位出血及确定病变性质有一定帮助。

胃癌患者为何会出现吞咽困难？

胃癌病灶位于贲门、胃底时会引起不同程度的贲门梗阻，可出现渐进性的吞咽困难及食物反流，严重时进食流质饮食也可出现哽咽感。

出现吞咽困难时，哪些疾病需要与胃癌相鉴别？

（1）食管病变。食管病变需要与食管肿瘤相鉴别，食管癌早期有吞咽不适感和咽下食物哽咽感，中晚期食管癌的典型症状为进行性吞咽困难，伴有消瘦、乏力。侵犯到食管外时可出现胸背部疼痛，引起气管食管瘘时可出现进食时呛咳、肺部感染等。钡剂造影可见食管黏膜皱襞紊乱、粗糙或中断，小的充盈缺损，局限性管壁僵硬，蠕动中断，小龛影；中晚期可见不规则狭窄、充盈缺损，管壁僵硬，近端食管狭窄有不同程度的扩张。纤维食管镜或胃镜病理检查可进一步明确诊断。食管良性肿瘤中最常见的为平滑肌瘤，发生于肌层，钡剂造影显示半月状压迹，食管镜或胃镜检查可见食管黏膜光滑、正常，超声内镜检查有助于进一步诊断。

（2）肺及纵隔病变。在肺及纵隔病变中，如肺癌、淋巴瘤、心房肥大可压迫食管而出现吞咽困难。患者常伴有原发病变临床表现，如肺癌患者伴有咳嗽、痰中带血，淋巴瘤患者伴有发热、盗汗、消瘦等，心房肥大患者可有心功能不全症状。钡剂造影及食管镜或胃镜检查表现为食管外压性改变，CT 检查等可发现原发病变。

胃癌患者为何会出现贫血？

贫血是胃癌的常见症状，确诊时约 1/3 的患者合并不同程度的贫血，部分患者以贫血为首发症状，容易被忽视而未能及时获得诊断。缺铁性贫血较为常见，由长期慢性失血所致。如有恶性贫血，可见巨幼细胞性贫血。胃癌可通过多种机制引起贫血：由于肿瘤需要消耗患者体内的营养物质，患者会出现营养不良，进而出现贫血症状；胃癌会干扰铁剂、叶酸、维生素 B_{12} 的吸收，易引发贫血；患者体内的促红细胞生成素不足或对促红细胞生成素的反应性降低；白介素、肿瘤坏死因子及干扰素等细胞因子的分泌和表达，可能会对患者体内的造血干细胞增殖产生影响。

出现贫血时，哪些疾病需要与胃癌相鉴别？

（1）血液系统疾病。当以贫血为首发症状时，除血液系统疾病外，还应首先考虑消化道肿瘤，尤其在补充铁剂、叶酸、维生素 B_{12} 等无效的情况下，隐血试验、胃镜、肠镜检查等有助于确定消化道病变的部位及性质。若贫血症状难以通过消化道出血解释或伴有其他血液系统疾病的临床表现，则需要进行骨髓穿刺涂片或病理学检查以排除淋巴造血系统疾病。

（2）肠道肿瘤。肠道肿瘤是引起贫血的常见原因之一，其中以结肠癌常见，尤其是右半结肠癌。结肠癌患者最早出现的症状为排便习惯与粪便性状改变，如排便次数增加、腹泻、便血等，中晚期可出现肠梗阻症状。直肠癌以直肠刺激及直肠狭窄为主要表现，如便意频繁、里急后重、排便不尽感、大便变形变细等。胃癌患者伴有肠道症状时应行肠镜检查以排除结直肠癌。

胃癌患者为何会出现腹泻？

胃癌患者腹泻发病率约为10%，多为稀便或稀水样便，每天2～4次，无脓血便，不伴有里急后重，一般腹痛不明显，常无明显诱发因素。腹泻可能与胃酸和胃蛋白酶分泌不足、蛋白质消化不良、癌组织坏死出血等引起的胃排空加快有关。此外，继发高胃泌素水平可能与胃癌患者腹泻有关。

出现腹泻时，哪些疾病需要与胃癌相鉴别？

腹泻可由多种疾病引起，以腹泻为首发症状的胃癌常被忽视，或误诊为慢性结肠炎、肠易激综合征、吸收不良综合征、慢性细菌性痢疾、结肠癌、肠结核等。下文将简要介绍慢性结肠炎和肠易激综合征的腹泻特点。

（1）慢性结肠炎。此种病变包括溃疡性结肠炎、克罗恩病及其他原因不明的非特异性结肠炎。溃疡性结肠炎主要局限于大肠黏膜与黏膜下层，很少侵入肌层，临床表现为腹泻、黏液脓血便、腹痛。大部分病变位于直肠和乙状结肠，可扩展至降结肠、横结肠，亦可累及全结肠。病情轻重不等，多呈反复发作的慢性病程。可伴有多种肠外表现，包括外周关节炎、结节性红斑、坏疽性脓皮病、巩膜炎、前葡萄膜炎、口腔复发性溃疡等。纤维结肠镜下可见结肠黏膜有明显的充血、水肿、糜烂、溃疡、脓苔等现象。克罗恩病好发于末端回肠和右半结肠,病变多呈节段性分布。临床症状以腹泻最常见,一般无脓血或黏液,可伴有腹痛,多位于右下腹部,部分病例可出现瘘管形成,肠外表现较溃疡性结肠炎少见。X线检查可见裂隙状溃疡、鹅卵石征、假息肉、瘘管形成等,病变呈节段性分布。内镜检查可见黏膜充血、水肿、溃疡、肠腔狭窄、假息肉形成及卵石状的黏膜表面,病变呈跳跃式分布。

(2)肠易激综合征。此综合征是一种功能性肠病,临床常见,主要表现为胃肠功能紊乱,常伴有不同程度的腹痛,以下腹部和左下腹部多见,多于排便或排气后缓解。腹泻一般每天3~5次,大便多呈稀糊状,也可为成形软便或稀水样便,多伴有黏液,但无脓血。部分患者腹泻与便秘交替发生。在确诊肠易激综合征前,首先应排除器质性疾病,尤其要警惕一些表现隐匿的疾病。对于发病年龄在40岁以上并有肠道肿瘤家族史者,应格外谨慎,务必警惕肠道肿瘤。此外,需要与炎症性肠病、肠道感染、结肠憩室等进行鉴别。

胃癌患者为何会出现腹部肿物?

部分体型较瘦的胃癌患者,可于腹部触及肿物。上腹部肿瘤多位于胃窦,有时胃体肿瘤患者的腹部也可触及肿物,肿物可能为肿大的转移性淋巴结。胃窦肿物多位于右上腹,质地坚实,多无压痛,肿物多可活动。若肿物固定,提示分期较晚,肿瘤已侵犯周围脏器或腹壁。

腹部触及肿物时,哪些疾病需要与胃癌相鉴别?

(1)胃间质瘤。胃间质瘤临床上不多见,术前确诊率低。胃间质瘤非上皮来源,早期症状不明显,上消化道出血和上腹部肿物为临床上最常见的症状,多为患者首诊原因,部分患者因体检意外发现。肿物常为外生性,于腔外生长,胃镜下活检通常难以获得病理诊断,超声内镜、CT

或 MRI 检查等有助于诊断。

（2）肝脏肿瘤。肝脏恶性肿瘤以原发性肝癌多见。肿物多位于右上腹部或剑突下，质地中等，呈结节状，患者可伴有肝区疼痛、黄疸、肝硬化症状。肝细胞癌患者常有乙型肝炎、肝硬化病史，70%的患者出现甲胎蛋白（AFP）升高，超声或 CT 表现为富血供肿瘤，超声造影或 CT 增强扫描表现为“快进快出”。而胆管细胞性肝癌患者多无乙型肝炎、肝硬化病史，常为乏血供肿瘤，可见胆管扩张，CT 增强扫描表现为“慢进慢出”，AFP 多不升高，CEA、CA19-9 可升高。

（3）胆囊炎症或肿瘤。肿物或肿大胆囊位于右上腹部，随呼吸上下移动，张力大，有压痛。患者伴有发热、寒战、持续性疼痛、莫氏征阳性，多由胆囊炎症所致。胆囊癌晚期患者会出现黄疸、消化不良症状。超声、CT 或 MRI 检查等有助于诊断。

（4）胰腺肿物。肿物部位深，位于腹膜后，活动度小，体型健壮者多难以触及肿块。肿块可呈实性，也可为囊性或囊实性，伴有无痛性、进行性黄疸，多为胰头肿瘤。以腰背痛、进行性消瘦、乏力为主要表现者多为胰体或胰尾肿瘤。70%的胰腺癌患者可伴有 CA19-9 升高。有胰腺炎或外伤史、病程较长、伴有消化道受压迫症状者，多为胰腺假性囊肿。上腹部 CT、MRI/MRCP 检查有助于鉴别诊断。

胃癌患者为何会出现发热？

肿瘤患者常伴有发热，其中相当一部分是因为伴发感染而发热。肿瘤热一般表现为弛张热（交替出现发热与体温正常）或持续性发热，患者体温一般在 38℃左右，不会超过 40℃。肿瘤热的发生原因可能是内源性致热源，如肿瘤坏死物、宿主对肿瘤的免疫反应、肿瘤合成前列腺素等。胃癌合并发热患者必须首先排除慢性穿孔伴发的腹腔感染、脓肿及胃淋巴瘤。

胃癌患者为何会出现恶病质？

恶病质是指患者出现显著消瘦、贫血、精神萎靡等全身功能衰竭的现象，多因肿瘤和(或)一些严重慢性消耗性疾病所致。肿瘤患者出现恶病质的主要原因是体内的一些来源于肿瘤或免疫细胞的细胞因子具有毒性，如白细胞、巨噬细胞分泌白介素、干扰素、肿瘤坏死因子、肿瘤细胞分泌白血病抑制因子、脂肪移动因子等。这些毒性物质作用于糖类、脂肪、蛋白质及能量代谢过程，导致代谢紊乱，引起患者厌食、进食减少，从而加速脂肪代谢及肌肉分解，产生恶病质。

胃癌患者为何会出现凝血功能异常？

恶性肿瘤患者出现凝血功能异常在临床上很常见，尤其是消化道肿瘤，主要表现为慢性凝血功能障碍或弥散性血管内凝血。慢性凝血功能障碍主要表现为血栓性静脉炎和血栓形成，发生于颈部、四肢、躯干的浅表静脉及阴茎静脉，还可表现为无菌性血栓性心内膜炎。除临床表现外，凝血异常的诊断还须结合实验室检查。肿瘤患者发生凝血功能异常的原因可能为肿瘤对血管内皮细胞造成损伤，肿瘤细胞激活血小板，从而启动凝血过程，肿瘤细胞及其分泌的因子激活内源性或外源性凝血。

胃癌患者何处的淋巴结最容易发生肿大？

锁骨上淋巴结是胃癌转移的常见部位，患者可能无症状。典型者多位于前斜角肌区，固定且坚硬，逐渐增大、增多，可能发生融合，多无疼痛感。锁骨上淋巴结转移是胃癌的晚期表现之一，常见于左侧，但也有部分患者发生于右侧。锁骨上淋巴结位置较为表浅，1cm 以上的淋巴结可通过触诊触及。临床触诊的准确性受医生的经验、淋巴结的部位、皮下脂肪厚度等影响，假阴性及假阳性率高。1cm 以下的淋巴结通常难以触及，可通过超声检查来判断淋巴结性质及检出较小淋巴结，可疑淋巴结可在超声引导下进行穿刺细胞学或病理学检查,以提高诊断的准确性。

第五章

胃癌诊断过程中常用的血液检验指标

什么是肿瘤标志物？

肿瘤标志物是指在恶性肿瘤发生和发展过程中，由肿瘤细胞合成分泌或是由人体对肿瘤细胞出现反应而产生的一类生物活性物质，其表达水平或含量在一定程度上反映了肿瘤的存在和发展变化情况。肿瘤标志物主要是抗原、酶、激素、受体、蛋白质、代谢产物或基因及其相关产物，它存在于肿瘤患者的组织、体液和排泄物中，能够通过免疫学、生物学及化学方法进行检测。

理想的肿瘤标志物有哪些特点？

理想的肿瘤标志物应具备以下几方面的特点：

(1) 敏感性高，特异性强，有器官特异性。

(2) 标志物浓度与肿瘤大小、恶性程度或进展相关，能协助术前分期和判断预后。

(3) 半衰期短，能反映肿瘤的动态变化，以监测疗效、复发和转移。

(4) 检测方法简便易行，给患者带来的痛苦小。

胃癌的肿瘤标志物研究现状如何？

肿瘤标志物在胃癌的早期诊断中有一定的价值，常用于诊断胃癌的标志物有 CEA、CA72-4、CA19-9 等。部分患者可进一步检测 AFP 和 CA12-5，CA12-5 对于腹膜转移、AFP 对于特殊病理类型的胃癌，具有一定的诊断和预后价值。CA242、肿瘤特异性生长因子(TSGF)、胃蛋白酶原(PG)Ⅰ和 PGⅡ的敏感性、特异性尚待确认。血清学诊断常采用多指标的联合测定，但联合检测标志物的特异性仍不十分理想。目前常用的标志物 CEA、CA72-4、CA19-9 等在胃癌患者中的检出率均低于 30%，Ⅰ期胃癌患者的平均阳性率仅为 10%左右，敏感性和特异性低限制了这些标志物在早期诊断中的应用。一些新兴的外周血检测方法及新的诊断标志物目前尚处于探索阶段，但就现有结果来看，其预期的特异性和敏感性有望显著超过传统的胃癌标志物。

胃癌的肿瘤标志物检查有哪些临床优势？

标志物水平对于判断预后和评价疗效具有一定的参考价值。用血清标志物和影像学分别对化疗疗效进行评估，其结果有很强的一致性，血清学指标判定为化疗有效患者的生存期明显延长。对血清中 CEA 水平进行动态观察，仍是临床判断疗效及复发的重要指标。肿瘤标志物血清学指标转阳往往早于影像学改变 2 ~ 3 个月，在复发的早期阶段即可检测到标志物水平升高，因此术后连续检测肿瘤标志物是早期发现复发转移、提高患者生存预后的重要手段。鉴于术前标志物水平升高的患者中有 90% 复发时标志物会再次升高，对于这部分患者的术后随访监测更加重要。

什么是胃癌肿瘤标志物 CEA？

癌胚抗原（CEA）是一种免疫球蛋白超家族的细胞黏附分子，研究人员于 1965 年在胎儿和结肠腺癌组织中第一次发现这类抗原。CEA 是一种蛋白多糖复合物，属于肿瘤细胞的结构抗原，可通过细胞膜释放入血液。CEA 主要在胎儿时期由胃肠道上皮产生和分泌，通常在妊娠前 6 个月内含量升高。成年人体内 CEA 含量很低，大部分健康人群的 CEA 水平低于 2.5μg/L，大量吸烟者和慢性肝炎患者的 CEA 水平升高，少数高于 5.0μg/L。

CEA 是一种广谱肿瘤标志物，缺乏器官特异性，CEA 大于 20μg/L 通常高度提示结肠癌。CEA 在胃癌中的检出率为 24%，敏感性和特异性均较低，用于筛查和诊断的价值有限。CEA 水平和阳性率随胃癌分期递增而升高，在一定程度上反映了肿瘤所处的发展阶段和生物学特征。转移性胃癌患者的 CEA 水平可明显升高。虽然大多数研究认为术前

CEA 水平升高与胃癌不良预后相关,但单独应用 CEA 进行预后判断尚有争议。此外,CEA 可以作为系统性治疗疗效监测的一个指标。一般情况下，手术切除后 6 周,CEA 水平恢复正常,CEA 降低但高于正常水平往往提示病变残留。CEA 水平与手术根治率相关,随着 CEA 水平的升高,根治性手术比例有所下降。除了反映手术根治效果,CEA 水平对于监测和评价化疗效果也有一定的意义。化疗期间标志物水平升高一般被认为是肿瘤进展的标志,CEA 水平持续升高并超过正常值 5 ~ 6 倍则提示预后不良。需要注意的是,化疗开始的 4 ~ 6 周,标志物水平有可能出现假性上升,CEA 水平持续升高超过 6 ~ 7 周才能够判定为标志物水平升高,化疗初始阶段 CEA 水平升高不应作为肿瘤进展的标志。

什么是胃癌肿瘤标志物 CA19–9?

糖类抗原 19–9(CA19–9)是一种低聚糖肿瘤相关抗原,从人结肠癌细胞株 SW1116 中分离出来,主要成分为含唾液酸的神经节苷脂,在血清中以黏蛋白的形式存在。CA19–9 可存在于正常组织细胞上,并非肿瘤细胞所特有，在一些胃肠道良性和炎症病变中,CA19–9 可呈一过性升高。血清 CA19–9 在消化系统恶性肿瘤中明显升高,以胰腺癌最为显著。CA19–9 诊断胃癌的阳性检出率为 27%,阳性率或标志物水平随分期递增而升高。目前,关于 CA19–9 与胃癌相关性的研究较多,但是尚未得出定论。

胃癌患者外周血 CA19–9 水平与肿瘤浸润深度、淋巴结转移、腹膜转移及生存预后相关。其中，淋巴结转移与 CA19–9 的关系最明确,CA19–9 诊断淋巴结转移的阳性预测值为 78% ~ 96%,远高于诊断腹膜转移的阳性预测值(27%)。此外,多项研究提示 CA19–9 与肝转移密切相关,术前 CA19–9 阳性可作为肝脏复发的独立预后因子,在术后肝转移的患者中,CA19–9 的敏感性为 60.7%,高于 CEA 和 CA72–4。

什么是胃癌肿瘤标志物 CA24-2?

糖类抗原 24-2(CA24-2)是一种唾液酸化的黏糖蛋白类消化道肿瘤相关抗原,与肿瘤局部的宿主抗肿瘤免疫反应有关,于 1985 年从人结直肠腺癌细胞株 COLO205 的接种鼠中被分离出来。CA24-2 在胰腺癌和结肠癌中有明显表达,在其他器官的腺癌中也有轻度表达。CA24-2 在胃癌患者血清中的阳性检出率为 13.5% ~ 26.1%,其血清水平可随肿瘤分期递增而升高,以Ⅳ期和有肝转移者最为明显,而与组织学类型、肿瘤部位和细胞分化程度无明显相关性。

新兴肿瘤标志物有哪些?

随着肿瘤标志物的研究越来越深入，一些新兴的肿瘤标志物与肿瘤诊断、病理学特征、疗效及预后的关系更加密切。初步研究显示,新兴肿瘤标志物有较好的敏感性和特异性，从而能更好地指导临床应用并提高肿瘤的诊治效率。这方面有很多种类的新兴标志物,其中针对外周血来源标志物的检测将有重大的应用价值。

肿瘤发生、发展的早期阶段即有肿瘤细胞及其核酸释放入血液,这些细胞和游离核酸被认为存在肿瘤组织遗传学和表观遗传学的异常改变。借助分子生物学技术从外周血中提取循环肿瘤细胞和循环核酸,如外周血游离 DNA 拷贝数检测、甲基化标志物、突变标志物等进行检测和分析,可以实现肿瘤的实时、无创、动态监测,为肿瘤的早期诊断、疗效评估、复发监测及预后判断提供重要信息。

发展新兴肿瘤标志物的限制因素有哪些?

目前，阻碍新兴肿瘤标志物进入临床的最主要问题是试验结果的重复性差,其原因是多方面的。

(1) 研究对象基本都是特定人群且样本量较少,不能涵盖所有肿瘤患者的遗传及表观遗传特征。

(2) 试验方法不统一。目前,存在多种试验技术用于表观遗传改变的检测(尤其是甲基化研究方面),但缺乏统一的检测标准。即使使用同一种检测技术,试验结果也受限于多方面的影响。

(3) 另一个问题是对正常组织 DNA 的干扰, 血浆和血清检测应排除血细胞的污染,因为其也会影响对肿瘤 DNA 检测结果的判断。

肿瘤标志物的未来发展方向是什么?

未来外周血检测将向以下几个方向发展:

(1)建立各类肿瘤特异性表达谱,并且从基因组水平上进行研究。

(2)开发敏感性高、操作简便且成本低廉的检查方法,为临床应用提供技术支持。

(3)单一标志物的诊断价值有限,需要联合检测以提高诊断效率。

(4)需要实现检测方法的标准化,以及诊断阈值和阳性判断指标的统一。

(5)标本收集的规范性:外周血的采集时间及采集后的处理都应满足质量控制的要求。

第六章

胃癌常用的辅助检查方法

胃癌常用检查手段有哪些？

目前，X线气钡双重对比造影、CT、超声（包括超声内镜）及MRI检查是临床上较为常用的胃癌影像学诊断手段，其优点是疗效评价直观简便、易于操作、无损伤。X线气钡双重对比造影作为最早的胃癌影像学诊断手段，经历了50余年的发展历史，虽然现在受到了多种新兴影像学方法的挑战。但是，该方法能够全面细致地显示黏膜的形态，并且能够动态观察胃壁的活动，因此仍具有较为重要的临床应用价值，并且在胃癌筛查方面发挥了重要作用。超声内镜在评价癌肿厚度及侵犯深度方面有一定优势。而对于淋巴结及腹膜转移状况的评价是CT检查的独特优势，多层螺旋CT的问世实现了薄层快速扫描，可显示胃壁的分层结构，还可从任意平面清晰显示胃癌的轮廓，并重建出更为直观的3D图像。MRI在胃癌中的应用报道不多，除了多平面、多参数、无辐射等优势，其独特的功能成像手段也在胃癌诊断中展现了极大的潜力。近年来，已有少数胃癌正电子发射断层成像（PET）的报道。

X线钡餐检查在胃癌诊断中有什么价值？

X线检查对胃癌的诊断具有较大的价值。利用气钡双重对比法、压迫法和低张造影技术，并应用高密度钡粉，能清楚地显示黏膜的精细结构，有利于发现微小的病变。气钡双重对比造影改善了传统的消化道造

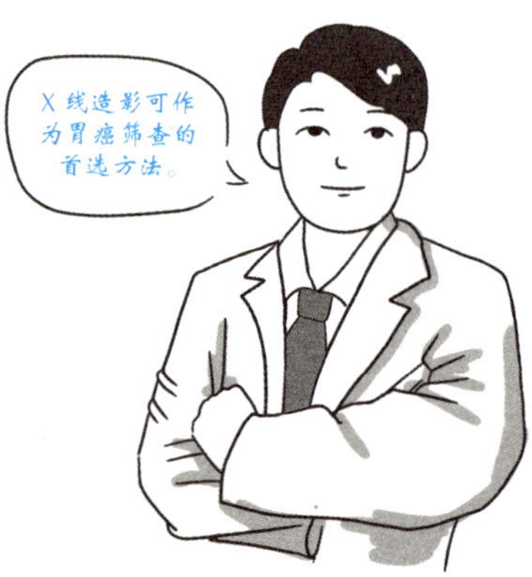

影，1～2cm 的黏膜癌也能发现。虽然与内镜的检出率仍有差距，但双重对比造影也有其独特优势。其操作简便、无创，对胃整体形态的把握及特殊部位的检出能力等均优于内镜。

早期胃癌的 X 线表现有哪些？

1962 年，日本内镜学会首先提出早期胃癌的定义："肿瘤组织浸润深度仅限于黏膜及黏膜下层。不考虑肿瘤大小和范围，以及有无淋巴结转移"。

根据早期胃癌的肉眼形态，可将其分为三型：Ⅰ型（隆起型）、Ⅱ型（浅表型）、Ⅲ型（凹陷型）。

（1）Ⅰ型为肿瘤向腔内生长，突出于黏膜表面，肿瘤隆起高度大于 5mm，范围、大小不一，边界比较清楚，形态不规则，肿瘤表面粗糙不平。

（2）Ⅱ型为低平性隆起，肿瘤稍隆起于黏膜表面，高度一般在 5mm 以内。此型根据形态不同又分为 3 个亚型（Ⅱa、Ⅱb、Ⅱc）。

（3）Ⅲ型实际上是黏膜表面的肿瘤组织坏死脱落形成的溃疡，出现明显凹陷，其深度大于 5mm，形态大小不一，边界不规则。

进展期胃癌的 X 线表现有哪些？

（1）进展期胃癌 X 线诊断率可达 90% 以上。凸入胃腔的肿块表现为较大而不规则的充盈缺损。

（2）溃疡型胃癌主要发生在肿块之上，故其龛影位于胃轮廓之内，龛影直径常大于 2.5cm，边界不规则，显示半月征。

（3）龛影周围因癌性浸润而边界不规则，被一圆形透明带所环绕，称为环堤征，邻近黏膜僵直，蠕动消失，无皱襞聚合或见皱襞中断。

（4）胃壁僵直，失去蠕动是浸润癌的 X 线影像特点。浸润仅累及胃窦时，则胃窦狭窄、固定，呈漏斗状，或有肩胛征；若累及全胃，则呈固定、腔小、无蠕动的“皮革胃”。

(5)胃癌必须与淋巴瘤相鉴别,胃淋巴瘤的特点是病变常广泛累及胃与十二指肠,X线片显示粗大皱襞伴多发性息肉样充盈缺损和多发性浅龛影。

X线造影在胃癌筛查中有哪些临床意义?

近年来,以X线钡餐造影为主要手段进行的胃癌筛查逐渐得到越来越多国家的认可。以日本为例,日本政府于1983年将无症状人群的大规模胃癌筛查定为一项公共卫生政策,成为唯一一个将胃癌筛查制度化的国家,与之前其他的胃癌筛查系统一起,在对早期胃癌的检出方面发挥了重大作用,胃肠专科医院中早期胃癌切除术占全部胃癌手术的50%以上。根据1985年的一项统计数据显示,当年共计筛查5 161 876人,检出胃癌6240例(0.12%),其中一半为早期胃癌,检出敏感性为82.4%,特异性为77.2%,阳性预期值为1.78%。1998年,在日本政府发起的大规模胃癌筛查中,X线造影(主要是间接检查法)发现的早期胃癌占所有胃癌的66.9%(3447/5154)。近年来,日本的胃癌死亡率明显降低,5年生存率为80%,10年生存率为78.5%,而对照组分别为56.2%及55.1%。研究者指出,胃癌的大规模筛查意义重大。

在其他国家,有如下研究结果。X线造影检查对胃癌的检出率可达99%,诊断为恶性肿瘤或怀疑为恶性肿瘤的符合率可达96%。内镜检查和活检对恶性肿瘤的检出敏感性为94%~99%,与X线造影检查类似。该研究结果中仅有3.5%接受X线造影检查的患者需要行内镜检查以进一步排除恶性肿瘤。而据其他研究人员报道,X线造影检查初筛的敏感性为97.1%,特异性为32.3%,准确性为33.8%;而胃镜初筛的敏感性为99.8%,特异性为39.7%,准确性为46.2%。此报道强调两种手段的敏感性和特异性之间仅存在很小差异。此外,有关研究指出,在X线造影检出的胃癌中,70%(120/170)为Ⅱb型。由于具有图像特异性差和活检假阴性率高的特点,胃镜的阳性预期值仅为12.2%,该研究推荐 X 线造影作为一线筛查手段；同时提出，动态增强 CT 对Ⅱb 型早期胃癌的检出率达到 98.3%（118/120），可作为胃癌进一步筛查的手段。

胃部 CT 检查前需要做哪些准备？

（1）检查前需要禁食 12 小时，即检查前一天晚餐后至第二天检查前不进食任何食物，以保证检查时的空腹状态。

（2）扫描开始前 15 分钟饮用 500～800mL 温水，充填胃周围的十二指肠及上腹部小肠，使它们在图像上容易辨认，不至于与肿瘤本身及其他脏器混淆。

（3）扫描即将开始前再次饮用温水 200～300mL，进一步加强胃腔的充盈和扩张，改善图像上胃腔内的水与胃壁的对比，以便清楚显示肿瘤的轮廓。而且胃处于一定的扩张状态，也有利于清楚观察胃壁本身及内外的情况。

（4）对于胃蠕动较快或胃痉挛的患者，可以使用解痉药达到胃扩张，如山莨菪碱或丁溴东莨菪碱（解痉灵）。

胃癌患者进行 CT 检查时为何需要静脉注射增强造影剂？

（1）肿瘤具有丰富的血管，使用造影剂后肿瘤内部就会含有较多的造影剂，使得 CT 图像上肿瘤组织与正常组织的对比度增强。

（2）转移淋巴结有丰富的血液供应，应用造影剂后较容易判断是否存在淋巴结转移。

（3）同理，肝脏等其他部位的转移瘤也能更好地被显示出来。

胃癌的 CT 影像学表现有哪些？

（1）进展期胃癌表现为胃壁不规则增厚，充盈良好的正常胃壁厚度不超过 5mm。若为广泛性增厚，则表现为“皮革胃”。

（2）胃壁环状增厚常造成胃腔不规则变形和狭窄，病变区胃的柔韧性消失、僵硬，会有溃疡形成。

(3) 若肿瘤局限性向腔内生长或同时向腔内、腔外生长，表现为软组织肿块，形成表面凸凹不平的不规则肿块影，可合并溃疡。

(4) 胃窦及幽门部的病变还可伴有不完全性肠梗阻现象。

(5) 当肿瘤部位的浆膜面粗糙、胃轮廓不清、胃壁与相邻脏器间的脂肪间隙消失时，常提示肿瘤突破浆膜层，累及邻近组织和器官。

CT 检查在胃癌诊断中有什么价值?

CT 检查在胃肠检查方面的临床重要性日渐突显，许多学者认为，CT 不仅可以清楚地显示肿瘤生长、侵犯周围脏器、淋巴结肿大及远处转移情况，更重要的是通过 CT 检查，可以对肿瘤进行治疗前分期及评估，从而合理地选择治疗方案。

胃癌的 CT 分期与手术结果有较高的一致性，螺旋 CT 凭借其多平面重建、仿真内镜技术、透视技术等优势，从不同角度观察病变情况，从而提高了治疗前评估的准确性。因此，胃癌患者应常规行 CT 检查。

MRI 检查在胃癌诊断中有什么价值?

MRI 检查的原理是利用胃癌与正常胃组织之间信号强度的差异，但仅凭胃壁和黏膜的形态改变不足以确定癌灶的部位。

MRI 提供的是断层图像，有利于观察胃壁形态改变，不仅能很好地显示胃壁的隆起和凹陷，而且能清楚显示胃壁局限或广泛的增厚及胃癌的浆膜外侵犯和转移。

胃癌 MRI 新技术有哪些?

(1) 磁共振水成像。磁共振水成像技术自 1991 年被提出以来，经过不断完善，日趋成熟，应用范围不断扩大。与胃肠道钡餐造影或 CT 检查相比，磁共振水成像具有以下优点：①方法简便，诊断迅速；②便于发现及定位病变；③不受高浓度钡剂影响，无伪影问题，进行胃肠道钡餐检查的患者可以立即进行 MRI 检查;④无电离辐射,可用于妊娠女性和儿童。

(2) 磁共振透视。X 线和超声检查可在数毫秒内完成图像的采集,因此可以在保证较高的空间分辨率的情况下,得到非常高的图像更新率,进而完成对图像动态观察的透视过程。由于 MRI 成像速度慢,常规只能得到静态图像。但是随着新技术的应用,原始数据的采集速度已经可以达到亚秒级。随着序列技术的发展,有望在将来为胃癌诊断提供胃壁活动度等新的依据。

(3) 3D MRI。目前,螺旋 3D CT 技术已经比较成熟,相关研究报道较多的 3D MRI 延续了 3D CT研究的相关手段。根据观察角度不同,三维重建可以获得仿真内镜、气体铸型、模拟管腔、立体剖面等图像。仿真内镜可观察胃肠道管腔内情况;气体铸型可获得胃肠道的整体轮廓图像;模拟管腔法可以同时对胃肠腔内外轮廓进行观察;对模拟管腔图像进行切割,即可获得胃肠道的剖面图,实现对局部的观察。尽管 3D MRI 相比 3D CT 具有无辐射、高软组织分辨率的优点,但是现阶段由于受到技术因素的影响,应用相对较少,未来尚待新序列的出现及空间分辨率的提高。

(4) MRI 体外高分辨研究。高软组织分辨率是 MRI 的优势之一,对于胃癌的检出及分期都有重要意义。由于技术条件的限制,如运动伪影、线圈技术相对滞后等因素,这一优势至今未能得到充分发挥。

(5) 磁共振弹性成像 (MRE)。MRE 的概念由日本的研究人员于 1995 年首先提出。借鉴超声内镜(EUS)的概念,将一个非铁磁性物质制成直径 12.7mm 的微小线圈,固定在内镜的头端置入胃腔内,通过缩短与胃腔之间的距离,增大线圈与胃腔的接触面,以达到提高空间分辨率的效果。结合多方位扫描及快速序列技术,一般可分辨胃壁的 3 ~ 5 层结构。MRI 内镜的优势在于既可观察胃腔内表面形态,又能分辨胃壁的组织结构,对癌肿的定位、确定活检的取材位置更具优势,同时它比超声内镜观察的范围更大，与常规扫描结合，可同时进行胃癌的 TNM 分期，从而实现真正意义上的“一站分期”。

为什么胃镜检查对于胃癌诊断有重要意义？

内镜及内镜下活检是目前诊断胃癌的金标准。近年来，无痛胃镜发展迅速，已用于胃癌高危人群的早期筛查，极大程度上提高了胃镜检查的接受度。

将 2 ~ 3mm 的胃黏膜组织经过脱水、固定、染色制成极薄的切片，在显微镜下观察其细胞结构，以判断这些细胞与正常细胞形态的区别，从而做出胃癌诊断。

特殊胃镜检查技术在胃癌诊断中有什么价值？

(1) 超声电子胃镜。此技术可显示正常胃壁结构的 5 层、7 层，甚至 9 层的声像图，由此可探及癌灶的胃壁浸润深度，尤其有助于区分黏膜癌和黏膜下癌。超声电子胃镜在国外作为一项常规的检查项目用于评估胃癌的术前分期及化疗效果。超声电子胃镜是用于胃肠道肿瘤局部分期的最准确方法，在评估胃癌 T 分期（尤其是早期胃癌）和 N 分期方面的作用不亚于 CT 检查，常用来区分黏膜层和黏膜下层病灶，动态观察肿瘤与邻近脏器的关系，并可在超声电子胃镜引导下穿刺活检淋巴结，明显提高评估局部 T 分期和 N 分期的准确率。但是超声电子胃镜比较依赖操作者的经验和水平，因此推荐在医疗水平较高的医院或中心进行。对于拟行内镜下黏膜切除术（endoscopic mucosal resection，EMR）、内镜黏膜下剥离术（endoscopic submucosal dissection，ESD）等内镜治疗的患者，必须进行超声电子胃镜检查。该检查能发现直径为 5mm 以上的淋巴结。淋巴结回声类型、边界及大小是主要的判断标准，转移性淋巴结多为圆形、类圆形低回声结构，其回声通常与肿瘤组织相似或更低，边界清晰，内部回声均匀，直径 >1cm；而非特异性炎性肿大淋巴结常呈椭圆形或三角形高回声改变,边界不清,内部回声均匀。

（2）色素内镜。由于恶性病变的亚甲蓝、甲苯胺蓝着色率在90%以上，内镜下直接喷洒色素染色能提高对肉眼难以识别的早期胃癌的诊断率,特别是病灶直径小于4mm的早期胃癌。对于内镜下难以识别的胃炎型胃癌意义更大,因为这种胃癌易被误诊为良性胃病。

（3）放大内镜。可以详细观察胃黏膜的微细结构(可扩大20～40倍),提高早期胃癌,特别是微小胃癌的诊断水平。尤其对于腺管密度及结构与背景黏膜不同的大部分高分化管状腺癌，放大内镜具有非常实用的价值。

胃癌诊治中常见误区是什么?

胃癌早期患者可能完全没有任何症状，或者出现一些不典型的症状。既往有胃病的患者按自己经验服药,胃癌初期症状可短暂缓解,使患者产生错觉,进而延误治疗,直至症状恶化才就医。癌性溃疡予以一般治疗后,由于周边充血水肿减轻,影像上可见溃疡缩小、好转,临床上易被误诊为良性溃疡。

哪些内镜检查结果需要引起足够重视?

（1）中度或重度的不典型增生。

（2）40岁以上的大肠型上皮化生或伴重度不典型增生。

（3）病灶直径大于2cm的胃溃疡,特别是位于胃小弯部且病程较长的溃疡。

（4）腺瘤性、无蒂性或直径超过2cm、体积较大的胃息肉。

（5）伴有肠上皮化生,尤其是出现重度不典型增生的萎缩性胃炎。

对于上述改变,需要严密观察,定期进行复查。一旦发现可疑病变,应及时实施手术。

胃癌胃镜筛查适用于哪些人群?

胃癌在一般人群中发病率较低，内镜检查用于胃癌筛查需要消耗大量的人力、物力资源，且患者接受度低。因此，只有针对胃癌高危人群进行筛查，才是行之有效的方法。我国建议40岁以上或有胃癌家族史的人群进行胃癌筛查。符合以下第1条和第2～6条中任一条者应列为胃癌高危人群，建议作为筛查对象：

(1)年龄40岁以上，男女不限。

(2)胃癌高发地区人群。

(3)幽门螺杆菌感染者。

(4)既往患有慢性萎缩性胃炎、胃溃疡、胃息肉、手术后残胃、肥厚性胃炎、恶性贫血等癌前病变。

(5)胃癌患者一级亲属。

(6)存在胃癌其他高危因素(高盐、腌制饮食，吸烟、重度饮酒等)。

胃癌常用的筛查方法和流程如何?

(1)血清胃蛋白酶原(pepsinogen，PG)检测。我国胃癌筛查采用PG Ⅰ浓度≤70μg/L且PG Ⅰ/PG Ⅱ≤7.0作为胃癌高危人群标准。根据血清PG检测和幽门螺杆菌抗体检测结果对胃癌患病风险进行分层，并决定进一步检查策略。

(2)胃泌素17(G-17)检测。血清G-17浓度检测可以诊断胃窦(G-17水平降低)或仅局限于胃体(G-17水平升高)的萎缩性胃炎。

(3)上消化道X线钡餐检查。X线钡餐检查可发现胃部病变，但敏感性及特异性不高，已被内镜检查取代，不推荐使用上消化道X线钡餐检查进行胃癌筛查。

(4)胃镜检查。内镜及内镜下活检是目前诊断胃癌的金标准。近年来，无痛胃镜发展迅速，内镜检查已应用于胃癌高危人群的早期筛查，极大程度上提高了胃镜检查的接受度。

筛查流程如下图所示：

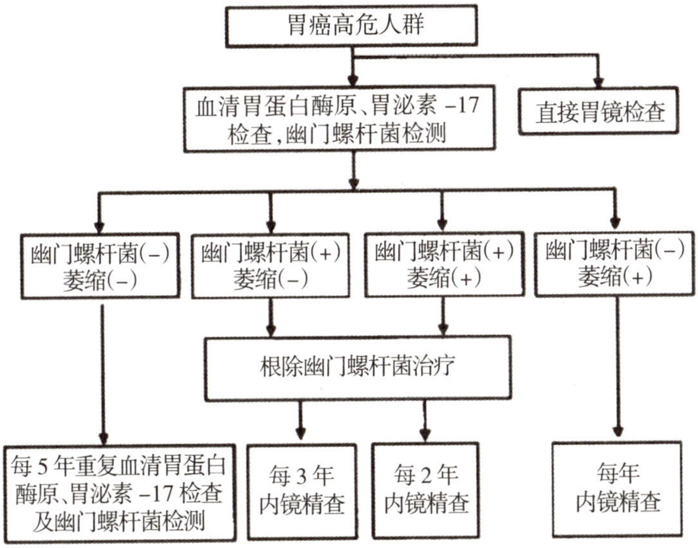

胃癌的分期标准是什么？

美国癌症联合委员会按照TNM标准进行了胃癌分期，这是国际通用的标准，目前采用第8版TNM(AJCC/UICC)分期。

第8版TNM(AJCC/UICC)分期标准(2017)如下所示。

(1)原发肿瘤(T)

Tx：原发肿瘤无法评估。

T0：无原发肿瘤的证据。

Tis：原位癌，上皮内肿瘤，未侵犯固有层，高度不典型增生。

T1：肿瘤侵犯固有层、黏膜肌层或黏膜下层。

T1a：肿瘤侵犯固有层或黏膜肌层。

T1b：肿瘤侵犯黏膜下层。

T2：肿瘤侵犯固有层。

T3：肿瘤穿透浆膜下结缔组织，而尚未侵犯脏腹膜或邻近结构。

T4:肿瘤侵犯浆膜(脏腹膜)或邻近结构。

T4a:肿瘤侵犯浆膜(脏腹膜)。

T4b:肿瘤侵犯邻近结构。

(2)区域淋巴结(N)

Nx:区域淋巴结无法评估。

N0:区域淋巴结无转移。

N1:1~2个区域淋巴结有转移。

N2:3~6个区域淋巴结有转移。

N3:7个或以上区域淋巴结有转移。

N3a:7~15个区域淋巴结有转移。

N3b:16个或以上区域淋巴结有转移。

(3)远处转移(M)

M0:无远处转移。

M1:有远处转移。

注释:

(1)肿瘤可以穿透固有层达胃结肠韧带或肝胃韧带或大小网膜,但没有穿透脏腹膜,在这种情况下,原发肿瘤的分期为T3。如果穿透覆盖胃韧带或网膜的脏腹膜,则应当被划分为T4期。

(2)胃的邻近结构包括脾脏、横结肠、肝脏、膈肌、胰腺、腹壁、肾上腺、肾脏、小肠及后腹膜。

(3)经胃壁内扩展至十二指肠或食管的肿瘤不考虑为侵犯邻近结构,而是应用任何这些部位的最大浸润深度进行分期。

胃癌患者的临床分期、病理分期及新辅助治疗后分期如下。

(1)临床分期(cTNM):根据术前影像学检查结果分期

0期:TisN0M0

Ⅰ期:T1N0M0/T2N0M0

ⅡA期:T1N1~3M0/T2N1~3M0

ⅡB 期：T3N0M0/T4aN0M0

Ⅲ期：T3N1～3M0/T4aN1～3M0

ⅣA 期：T4b 任何 NM0

ⅣB 期：任何 T 任何 NM1

(2)病理分期(pTNM)

0 期：TisN0M0

ⅠA 期：T1N0M0

ⅠB 期：T1N1M0/T2N0M0

ⅡA 期：T1N2M0/T2N1M0/T3N0M0

ⅡB 期：T1N3aM0/T2N2M0/T3N1M0/T4aN0M0

ⅢA 期：T2N3aM0/T3N2M0/T4aN1M0/T4aN2M0/T4bN0M0

ⅢB 期：T1N3bM0/T2N3bM0/T3N3aM0/T4aN3aM0/T4bN1M0/T4bN2M0

ⅢC 期：T3N3bM0/T4aN3bM0/T4bN3aM0/T4bN3bM0

Ⅳ期：任何 T 任何 NM1

(3)新辅助治疗后分期(ypTNM)

Ⅰ期:T1N0M0/T2N0M0/T1N1M0

Ⅱ期:T3N0M0/T2N1M0/T1N2M0/T4aN0M0/T3N1M0/T2N2M0/T1N3M0

Ⅲ 期 ：T4aN1M0/T3N2M0/T2N3M0/T4bN0M0/ T4bN1M0/T4aN2M0/T3 N3M0/T4bN2M0/T4bN3M0/T4aN3M0

Ⅳ期：任何 T 任何 NM1

注释：

(1) 为了分期更加准确，手术中切除的区域淋巴结数目应该≥16个，最好≥30个。

(2)对于食管胃结合部癌，如果肿瘤中心在食管侧或在胃侧 2cm 之内，属于 Siewert Ⅰ型和Ⅱ型，按食管癌进行 TNM 分期；如果肿瘤中心在近端胃 2cm 之外，属于 Siewert Ⅲ型，则按胃癌进行 TNM 分期；如果肿瘤中心在近端 2cm 之内，但未累及食管胃结合部，仍然按胃癌进行分期。

(3)胃神经内分泌瘤分期参照胃神经内分泌瘤的 TNM 分期。

(4)如果病理诊断为非上皮性肿瘤,如淋巴瘤、肉瘤、胃肠道间质瘤等,不适用于本分期。

第七章

胃癌的外科手术治疗

目前胃癌的主要治疗原则是什么?

胃癌的治疗应当采取综合治疗的原则,根据肿瘤病理学类型、免疫组织化学及临床分期,结合患者的一般状况和器官功能状态,基于多学科综合治疗模式,有计划、合理地应用手术、化疗、放疗、靶向治疗和免疫治疗等治疗手段,根治或最大限度地控制肿瘤,延长患者的生存时间,改善其生活质量。

对于无淋巴结转移的早期胃癌,可根据肿瘤浸润深度选择内镜下切除或手术治疗,术后无须辅助放化疗。

对于局部进展期胃癌或伴有淋巴结转移的早期胃癌,应当采取以手术为主的综合治疗。根据肿瘤浸润深度及是否存在淋巴结转移,可直接行根治性手术治疗或术前先行新辅助化疗,重新评估后再考虑行根治性手术。对于成功实施根治性手术的局部进展期胃癌患者,须根据术后病理分期决定辅助治疗方案,可选择辅助化疗,必要时考虑辅助放化疗。

对于复发/转移性胃癌,应当采取以化疗、靶向或免疫治疗为主的综合治疗,在恰当的时机给予姑息性手术、放射治疗、介入治疗、射频治疗等局部治疗,同时也应当积极采取对症支持治疗。

什么是根治性切除术?

根治性切除术又称为治愈性切除,即将胃癌的原发病灶连同部分正常组织及其相应的区域淋巴结一并切除,临床上不残留任何癌组织。根据区域淋巴结清除的范围不同,可分为四种不同的术式:①未将第一站淋巴结完全清除的,称为D0术式;②将第一站淋巴结完全清除的,称为D1术式;③清除全部第二站或第三站淋巴结的,称为D2或D3术式;④连同腹主动脉淋巴结一并清除的,称为D4术式。

根治性胃大部切除术的范围是什么？

根治性胃大部切除术的范围包括原发病灶在内的胃近侧或远侧的2/3～3/4，全部大小网膜、肝胃韧带和胃结肠韧带及结肠系膜前叶、十二指肠第一部分、胃的区域引流淋巴结。如果将全胃及胰体、胰尾与脾脏一并切除，则称为扩大根治术。

什么是姑息性手术？

有观点认为，姑息性手术只能消除幽门梗阻、出血、疼痛及缓解症状，而不能延长患者的生命。因此，开腹发现癌肿不能根治时，即放弃切除手术。但是目前多数专家认为，姑息性手术可以延长患者的生命。有不少行姑息性手术的胃癌患者术后存活5年以上。因各种不同原因行姑息性手术的病例中，切端残留癌的疗效较好，其次为胃周围浸润，再次为残留淋巴结转移与肝转移，腹膜种植疗效最差。

如果癌肿不能切除且合并幽门梗阻，可行胃空肠吻合术，解除梗阻后，患者即可进食，从而改善全身营养状况或为接受其他药物治疗创造条件。

哪些胃癌患者不能行根治性切除术？

根治性手术是治愈胃癌的一种重要手段。对于局部进展期胃癌，当术前影像学检查或活检证实肠系膜根部或主动脉旁淋巴结受侵犯，或肿瘤包绕了腹腔干、肝总动脉等大血管时，就不具备行根治性手术的条件；当影像学怀疑或活检证实远处转移或腹腔播散种植时，亦不具备行根治性手术条件。

进展期胃癌如何治疗？

进展期胃癌是指肿瘤已浸润胃壁的肌层以外，甚至全层，可能有胃周围淋巴结转移。治疗采取以手术为主的综合治疗。在手术前进行化疗或者在手术后行辅助化疗。

晚期胃癌如何治疗？

晚期胃癌的概念很笼统，一般是指癌症向肝、腹膜等处扩散，出现腹水、黄疸等。一般来说，除了发现有广泛的肝转移、腹膜转移外，大多数晚期胃癌患者只要身体条件允许，都适合手术治疗。只有行手术切除肿瘤，才能为其他综合治疗创造条件，从而取得一定的治疗效果。少数因浸润严重而不能切除的病例，可采用其他治疗来延长生存期。

胃癌合并幽门梗阻如何处理？

胃的出口称为幽门，位于幽门附近的肿瘤常将出口阻塞，使食物在胃内潴留，临床上称为幽门梗阻。患者可出现呕吐，呕吐物为发酵的隔夜食物，伴有酸臭味。对于此类患者，首先应行手术，手术的目的是解除梗阻，解决进食和营养问题。如果能将病变切除，根治性手术是最理想的选择；如果无法行根治性手术，则应该行姑息性胃肠吻合术，将健康的胃壁与小肠衔接，使食物经新建的胃肠吻合口进入小肠，或行内镜下支架置入术。

胃癌合并大出血如何处理？

胃癌患者肿瘤破溃以后，出现消化道出血，可表现为呕血或便血，应立刻到医院抢救，积极治疗。如经治疗后患者血压、脉搏平稳，出血停止后可行择期手术治疗；如经治疗后未见好转，可采用手术治疗，手术切除癌肿即可达到治疗及止血目的。胃癌合并大出血不一定都是晚期胃癌的表现，部分早期胃癌病例也可合并大出血，经治疗可以取得较好的效果。

胃癌合并穿孔如何处理?

肿瘤穿透胃壁,则胃出现空洞,其与腹腔相通,称为胃癌穿孔。胃液及食物流入腹腔,引起腹膜炎。此时患者腹痛难忍,周身出汗,有时会出现休克。对于此类患者,应立即手术,手术的目的是清洗腹腔、修补穿孔。对于不能耐受大手术的患者,可用大网膜填塞穿孔,以达到治疗穿孔的目的。

手术会不会导致癌细胞扩散?

手术对人体抵抗力会产生较大影响,同时手术本身对肿瘤也会造成刺激,可能促进癌细胞的转移、扩散。但是作为根治性手术,手术范围越大,切除得越彻底,癌细胞扩散的概率就越小,大多数患者不会发生与手术相关的医源性扩散。但对于姑息性手术或单纯探查的不能切除肿瘤的患者,癌细胞扩散仍然可能发生。更应指出的是,这类晚期患者往往在术前已有腹膜转移或肝转移,只是当时未能发现而已。出现上述情况主要是由于手术适应证不符合。

腹腔镜手术与开腹手术哪种方式治疗胃癌效果更好?

腹腔镜胃癌手术是近年来开展的一项新技术,国内外在该领域的报道日益增多,形成了胃肠肿瘤外科的一种发展趋势。除了在诊断中可作为常规检查手段的一种有效补充、进行准确的诊断和分期以避免不必要的剖腹探查外,腹腔镜在治疗中的应用也逐渐获得认可。已有许多研究证实,腹腔镜手术治疗早期胃癌的疗效与开腹手术相近,且患者创伤小、恢复快、并发症少。对于进展期胃癌,腹腔镜下胃癌 D2 根治术在技术上没有问题,目前该手术在日本已开始普及,国内不少医院也已开展。国内一项多中心随机对照试验(CLASS-01)纳入了 14 家中心的 1056 例局部进展期胃癌病例,均为 T2~T4a 期肿瘤,无融合淋巴结或远处转移。结果表明,腹腔镜远端胃切除术在 3 年无病生存期方面不劣于开腹手术。也就是说,腹腔镜手术在局部进展期胃癌的肿瘤根治效果方面达到了开放手术的水平,是可以常规开展的一种治疗技术。虽然,当前国内外许多文献对其疗效的评价不尽相同,但从应用前景来看,随着腹腔镜器械的改进和手术医生经验的积累、操作技术的熟练、对胃癌生物学特性的进一步认识,腹腔镜胃癌根治术能够较好地开展,适应证范围也会不断扩展。

复发性胃癌的手术治疗有哪几种术式?

复发性胃癌的术式可分为以下几种:①复发脏器根治性切除术;②以缓解症状为目的的姑息性切除术;③以解除梗阻为目的的分流术或造口术;④以化疗为目的的腹腔及肝动脉插管术;⑤以诊断为目的的活检。

常见的几种复发性胃癌应选择何种手术方式?

(1)残胃复发的外科治疗。残胃复发包括残胃癌及残胃再发癌,此种复发为晚期复发,治疗效果好,应争取行根治性切除,包括残胃全切术、受累脏器及淋巴结的联合切除,5 年生存率可达 60%。对于毕罗Ⅱ式重建者,应切除吻合口、5～10cm 空肠及系膜内淋巴结。

(2)局部复发的外科治疗。此种复发主要指吻合口周围及手术范围内复发,早期诊断较困难,多以吻合口梗阻、梗阻性黄疸、腹部包块为主要临床表现。此时,患者状态较差,给外科治疗带来很大困难,手术切除率较低。对于有梗阻的患者,可行短路手术、空肠营养等治疗;对于有黄疸的患者,如病变仅局限于胰头部,可行胰十二指肠切除术。近年来,国内学者在这方面做了尝试,取得了较好的近期效果。

(3)淋巴结复发的外科治疗。对于首次手术淋巴结转移较多者,常以此种形式复发,治疗相当困难。若在术后复查时发现有孤立的淋巴结转移，再次行手术时应进行包括转移淋巴结在内的联合脏器切除术。

（4）肝转移的外科治疗。首次手术为 Borrmann Ⅰ、Borrmann Ⅱ型的分化型腺癌（包括早期胃癌）易发生肝转移，通常早期复发，且为多发转移灶，只有少数病例可以手术，即孤立的转移结节或 2～3 个转移灶，应在病灶外缘<1cm 范围内行不规则肝切除。对于肝内多发转移灶，采用注射无水乙醇、肝动脉栓塞术、伽马刀、射频技术等多种方法治疗，可取得一定疗效。

（5）腹膜转移的外科治疗。此种复发形式可分为愈合型、播种型、浸润型。Borrmann Ⅰ型胃癌的腹膜转移通常为腹膜后间隙广泛浸润。对于因腹膜转移形成肠梗阻者，可行姑息性肠切除术和肠造瘘术。腹膜转移是胃癌复发最常见的一种形式，治疗也是最困难的。国外有采用全腹膜切除术来治疗腹膜转移病例的报道，但患者生存获益不佳。

复发性胃癌的手术治疗需要注意哪些问题？

对于胃癌术后复发患者，在手术治疗时应考虑以下问题：手术本身给患者带来的是益处还是害处？手术后预计有多长的生存期？生存质量如何？除手术外，还可以采取哪些综合治疗措施？有时，冒着很大的风险完成了手术，医生、患者及家属都很高兴，可结果却事与愿违，术后患者出现了严重并发症，不仅没有延长生存期，患者生活质量也明显下降。因此，在制订手术方案时应根据以下 3 个条件选择手术适应证：

（1）患者的全身状态，这是保证手术安全的基础。

（2）分期的早晚、病变的浸润范围，这是制订治疗方案的原则。

（3）复发性胃癌的生物学特点，这是制订个体化治疗的条件。

在手术中应将安全性放在首位，将根治性和功能性放在第二位。

理想的消化道重建方式是什么？

自从 1881 年维也纳外科医生创立了著名的毕罗Ⅰ式手术，100 多年来，胃癌手术的消化道重建方式已达到70余种，但是一直没有标准的、最佳的重建方式。胃癌手术的消化道重建术一直重要且引人关注，并处于不断改进和发展中。理想的重建术式须满足下列三个条件：一是具有良好的食物贮存和消化吸收功能；二是并发症少，有较好的生活质量；三是操作简单且易于推广。只有满足了这些条件，术后达到或接近正常人的解剖、生理功能，才能视为重建手术的理想状态。

远端胃大部切除术后常用的消化道重建方式有哪些？各有什么优缺点？

远端胃大部切除术后常用的消化道重建方式为毕罗Ⅰ式吻合术、毕罗Ⅱ式吻合术、胃空肠 Roux-en-Y 吻合术和非离断式 Roux-en-Y 吻合术。

（1）毕罗Ⅰ式吻合术。该术式是在胃大部切除后，将残胃与十二指肠直接吻合，手术操作较简单，吻合后的胃肠道接近于正常解剖生理状态。本术式能减少或避免胆汁、胰液反流入残胃，从而避免残胃炎和残胃癌的发生；促使其术后食物经过十二指肠，刺激十二指肠黏膜，促使其效地分泌胆囊收缩素，降低了手术后胆囊炎和胆囊结石的发病率。因此，术后由胃肠道功能紊乱引起的并发症发生率较低。但是，该术式也存在一定风险。首先，受到胃酸的直接侵袭，吻合口容易出现出血和瘘；其次，一旦出现吻合口瘘，难以进行肠内营养；再次，肿瘤较大的患者不适合行毕罗Ⅰ式吻合术，因为必须保证十二指肠残端有足够的长度与残胃吻合，吻合口没有张力。如果吻合口张力过大，容易引起吻合口瘘；如果切除不足，则术后肿瘤易复发。

（2）毕罗Ⅱ式吻合术。该术式是在胃大部切除术后，将残胃与距十二指肠悬韧带20～40cm处的空肠吻合，封闭十二指肠残端。该术式的优点是术后吻合口溃疡发生率低，能切除足够大小的胃而不必担心吻合口张力过大；缺点是胃空肠吻合改变了胃肠道正常的解剖生理关系，术后胃肠道功能性并发症较多，如胆汁、胰液反流至残胃引起的碱性反流性胃炎等。

（3）胃空肠 Roux-en-Y 吻合术。该术式原则是在距十二指肠悬韧带 20 ~ 30cm 处切断空肠，将远端空肠经结肠前或后与残胃吻合，距此吻合口下 50 ~ 60cm 行近、远端空肠端侧或侧侧吻合。优点是能较好地预防胆汁、胰液反流；缺点则是手术操作较烦琐，而且若不能同时切断迷走神经，易引发吻合口溃疡。此外，还有约 10%的患者会出现胃动力障碍或 Roux 潴留综合征。

（4）非离断式 Roux-en-Y 吻合术。淋巴结清扫完成后，采用直线切割闭合器离断十二指肠和远端胃。在近端空肠距十二指肠悬韧带 15~20cm 处应用直线切割闭合器完成结肠前残胃空肠侧侧吻合；然后将共同开口关闭。距吻合口 2~3cm 处采用无切割作用的闭合器行输入袢空肠阻断术。距吻合口 25~30cm 的远端空肠与距十二指肠悬韧带 10~15cm 的近端空肠行侧侧吻合。该吻合方式在腹腔镜下操作更为简便，无须游离肠袢和离断系膜血管；术后 Roux 潴留综合征发生率较传统 Roux-en-Y 吻合低，但是仍存在输入袢再通的可能。

在远端胃大部切除术后的消化道重建方式的选择上有哪些建议？

对于远端胃大部切除术后的消化道重建方式的选择，我们有几点建议：

（1）基于目前临床研究结果和荟萃分析结果，远端胃癌根治术后行 Roux-en-Y 吻合术的远期效果优于传统毕罗 Ⅰ 式和 Ⅱ 式吻合术。因此，对于肿瘤较小的胃窦癌患者，可考虑行毕罗 Ⅰ 式吻合术，否则建议行毕罗 Ⅱ 式加 Braun 吻合术或者 Roux-en-Y 吻合术。

（2）对于合并糖尿病的胃癌患者，行远端胃大部切除术后，建议行毕罗 Ⅰ 式或者 Roux-en-Y 吻合术，以利于糖尿病的控制。

（3）使用吻合器进行消化道重建，其优点在于能够减少手术并发症，节省手术时间，有利于患者恢复。

全胃切除术后的常见消化道重建方式有哪些？各有什么优缺点？

目前，全胃切除术后常用的消化道重建方式主要有3种基本类型，即食管空肠Roux-en-Y吻合术、肠段间置术及袢式空肠代胃术。

（1）食管空肠Roux-en-Y吻合术。这是最常用的重建术，主要有两种基本术式：①经典Roux-en-Y吻合术，即距十二指肠悬韧带15～20cm处横断空肠，行远端食管与空肠端端吻合；而后距食管空肠吻合口约40cm处行空肠端侧吻合术。近年来，由于食管空肠端端吻合的血供欠佳，易产生吻合口瘘，加上吻合器的广泛应用，大多数手术已将食管空肠端端吻合改为端侧吻合，降低了吻合口瘘的发生率，空肠盲端一般以2～3cm为宜。②储袋式Roux-en-Y吻合术，即在完成食管与远端空肠端侧吻合的基础上，将空肠盲袢制作成各种储袋。其目的是为了扩大食管下空肠的容量，模拟“代胃”，增加进食量并延缓食物排空时间。Roux-en-Y术式最大的优点在于操作简单，尤其是应用自动吻合器后，食管空肠吻合口瘘的发生率已明显减少。此外，该术式能够降低反流性食管炎的发生率。若行储袋式Roux-en-Y吻合术，消化道还具有一定的食物储存作用。因此，Roux-en-Y吻合术已在临床上被普遍采用。但该术式也有显著的不足，因十二指肠被旷置，导致胆汁、胰液与食物混合异步化，并导致胃肠道激素分泌紊乱，在一定程度上影响患者的消化吸收功能。

（2）肠段间置术。主要是空肠间置术，可将置入的空肠段制作成各种形状，如单腔空肠段、双腔空肠段、三腔空肠段及“P”形空肠段等。与Roux-en-Y术式相比，空肠间置术的优点是食物经十二指肠排空，符合生理规律，可降低倾倒综合征的发生率。但因吻合口多，故操作复杂而费时，实际疗效还有待进一步观察。

（3）袢式空肠代胃术。人们发现切断空肠将导致肠道电生理与运动功能的紊乱，因此提出了不切断空肠的代胃术。经典的术式为Schlatter

法，即在距十二指肠悬韧带 50cm 处行食管空肠端侧吻合，并在距该吻合口 35 ~ 40cm 处行 Braun 空肠侧侧吻合，以减少胆汁反流，并在此基础上演变出一系列改良术式。此类术式的主要缺点是缺乏储袋功能，并旷置了十二指肠。

近端胃大部切除术后常见的消化道重建方式有哪些？各有什么优缺点？

（1）食管胃吻合术联合幽门成形术。传统的近端胃大部切除术后，行食管胃吻合术会破坏食管胃结合部的解剖结构，易导致术后反流性食管炎。联合幽门成形术能加快残胃排空速度，减轻术后胃潴留，缓解腹胀、恶心和呕吐症状，且术后患者的生活质量总体评分显著高于单纯行食管胃吻合术者。

（2）食管胃吻合术联合管状胃成形术。其主要手术步骤为切断食管，用切割吻合器将残胃制成管状，保留幽门管，行食管胃端侧吻合。因其吻合口单一、操作简便，被越来越多的外科医生所接受。此方式是胃上部癌行近端胃大部切除术后最常用的重建术式，操作简单，对胃肠道生理干扰较小，且保留了十二指肠路径。但是，管状胃成形术也存在一些缺点，主要包括：①术后常发生反流性食管炎，导致患者胸骨后烧灼痛、呕吐和食欲下降等；②管状胃的胃腔变小、路径变直，易导致吻合口张力升高，可能增加术后吻合口瘘及吻合口狭窄的发病率。

（3）空肠间置术。为避免以上并发症，有学者尝试利用空肠间置术替代食管胃吻合术。空肠间置术有多种术式，主要有单腔空肠段间置术和空肠袋间置术。单腔空肠段间置术可以显著降低反流性食管炎的发病率；而空肠袋间置术不但能够降低反流性食管炎的发生率，还能够扩大空肠腔的容量，起到代胃的作用，显著延缓食物的排空时间。

胃癌患者术前的常见心理有哪些？

当得知自己患有胃癌后，几乎所有患者都会出现不同程度的焦虑情绪，严重者会出现恐惧心理。几乎每一例住院和手术患者的自尊心都会增强，他们在住院后希望能够被医务人员认识、了解，并受到尊重和重视，从而获得较好的治疗待遇，所以患者常有意无意地通过各种途径认识医务人员，希望得到一视同仁的关照。一旦这种自尊心受到忽视，患者便会出现不良的情绪反应，甚至动摇其治疗信心，并对医务人员产生不信任感。此时患者通常依赖性增加，行为被动，总认为自己患病，应该得到他人的照顾。他们往往敏感多疑，对医务人员和亲友的举动尤为敏感。他们想了解自身疾病的后果，但对医务人员的解释又常持怀疑态度，认为其可能隐瞒了疾病的严重性，没有告知真实情况。

如何帮助胃癌患者做好术前心理准备？

（1）向患者提供必要的信息。临床观察表明，向患者提供某种应激性医疗程序的真实信息，将会减轻患者的恐惧情绪，使其耐受性增强。

（2）示范教育。示范模型和对象之间要尽可能在年龄、性别、手术种类等方面有类似性，以增加示范作用的真实性。

（3）认知疗法。这是一种应激状态下的认知调整方法，目前在欧美国家已被广泛地应用于临床心理治疗。

（4）家庭支持。临床研究发现，来自患者家庭方面的精神和物质上的帮助和支持可以减轻患者的焦虑心理，对准备接受外科手术的患者有积极的影响。

在实际临床应用时，可以对上述疗法选择性地综合运用。

胃癌患者的血液指标在术前需要控制在什么范围？

（1）末梢血血常规：红细胞在 3×10^{12}/L 以上，血红蛋白在 80~90g/L 以上，白细胞总数和分类、血小板均在正常范围内。

（2）出凝血时间在正常范围内。

（3）血液生物化学检查：血浆总蛋白在 60g/L 以上，白蛋白在

30g / L 以上，A/G 在 0.8 以上，血浆电解质（钾、钠、氯）在正常范围内。对低蛋白血症、电解质异常、脱水等均需要予以纠正，以提高手术的安全性。

胃癌患者术前需要接受哪些心血管检查？

通过测量血压、检查脉搏和心电图便能大致了解患者的循环系统功能状况，若有异常则请有关专科医生、麻醉医生会诊，制订对策。充血性心力衰竭、急性心肌梗死、活动性心肌炎、心包炎、细菌性心内膜炎、未能有效控制的恶性或潜在恶性心律失常等均为手术禁忌证。虽然二度一型以上的房室传导阻滞、左束支及其分支的传导阻滞、高血压、代偿充分的心瓣膜病、控制良好的心律失常、稳定型心绞痛、非急性期的心功能尚属正常范围的心肌梗死等症状危险性较小，但其仍是手术的相对禁忌证，经充分纠正治疗后方可进行手术。对既往有冠心病、心源性哮喘、心肌梗死、脑卒中者也应加以注意，特别是心肌梗死发作后至少需要接受 5 个月以上的修复治疗。

伴有心脏病的患者应适当限制体力活动、限制钠摄入，必要时进行洋地黄、利尿剂治疗，并纠正一切可能增加心脏负担的因素，如贫血、高血压、低蛋白血症、甲状腺功能亢进症等。心血管疾病患者的手术安全性很大程度上取决于手术范围的大小、麻醉方式的选择，以及术中严密止血、减少不良刺激、保证水电解质平衡、保持呼吸道通畅和充分给氧等方面的因素。

胃癌患者术前需要接受哪些呼吸检查？

任何呼吸功能障碍的直接结果是血液氧合不全和二氧化碳张力增高。术前准备的重点是纠正由支气管哮喘、肺气肿及慢性支气管炎引起的支气管痉挛和梗阻，必要时行胸片及肺通气和肺换气功能检查。对于慢性支气管炎、咳痰多的病例，术前应给予抗生素、祛痰剂，采取呼吸肌锻炼。

胃癌患者术前需要接受哪些肝脏检查?

合并肝病的患者,其手术危险性明显增大,且术后恢复能力差,其严重性根据肝病的轻重程度而定。手术本身可引起肝功能暂时性低下,如原来肝功能有损伤,术后可能会进一步加重。一般而言,活动性肝炎和重度肝功能损伤为手术禁忌证。肝功能轻度损伤者术前需要接受一段时间(2~3周)的卧床休息和保肝治疗,进食高蛋白、高碳水化合物、低脂饮食,并补充足够的维生素B、维生素C、维生素K等。术中必须严防缺氧或休克,否则容易诱发肝衰竭。肝病患者对阿片类和巴比妥类药物的耐受性很差,使用时剂量宜小或以其他药物替代。

胃癌患者术前需要接受哪些肾脏检查?

尿液检查有异常者需行肾功能测定。对于合并泌尿系统疾病、高血压、动脉硬化症者,应格外注意。尿比重在1.010以下、血尿素氮在50mg/dL以上、酚红排泄试验结果在25%以下、尿素清除率在10%以下、肌酐清除率在40%以下和活动性肾小球肾炎等情况均被列为手术禁忌证。一般肾病患者宜采取低盐、低蛋白、高碳水化合物饮食,在经内科积极治疗、肾功能获得改善后方可考虑手术。

为提高手术耐受性,胃癌患者术前需要接受哪些治疗?

(1)纠正和维持水电解质的平衡。人体由60%的水和40%的固体物质组成,对于消化道梗阻或进食困难、呕吐频繁的患者,纠正其水和电解质失衡尤为重要。血浆中电解质的含量往往会提示患者体内各种电解质的缺失情况,因此应根据血浆的检查结果确定电解质的补充比例。

(2)改善营养。胃癌患者由于摄取不足(梗阻)、消化吸收利用障碍(胃、肠、肝功能不全)、异常丧失(出血)、异常消耗等因素多伴有不同程度的营养障碍(低蛋白血症)。低蛋白血症可导致水肿、胃肠功能障碍、伤口愈合延迟、吻合口瘘、抗感染能力下降、休克等,术前必须予以纠正。衰竭和脱水患者因血液浓缩,其血浆蛋白浓度通常正常,红细胞总数也未减少,因此为正确掌握患者血浆蛋白的情况,必须充分补液,在其日尿量维持在1200~1500mL的情况下进行测定。通常胃肠道手术的最低安全界限为血浆蛋白60g/L、血红蛋白>85g/L。正常休息状态下,成人每天应补给能量1500kcal(1kcal≈4.19kJ)。人体内正常蛋白质代谢只有在适量碳水化合物供应下才能进行,因此同时补充足够的能量和水分是不容忽视的。此外,需要补充适量的维生素C和维生素B。

(3)纠正贫血和抗感染。进展期胃癌或部分早期胃癌病例均有不同程度的隐性失血。对于伴有明显贫血的患者,术前应纠正其贫血状态。由于恶性肿瘤患者免疫功能低下,抗感染能力弱,特别是体内有慢性感染灶的病例,术前抗生素治疗显得尤为必要。

胃癌手术前需要做哪些准备?

(1)目前尚无证据表明,胃癌手术前的肠道准备能使患者获益。对于术前怀疑有横结肠受累,拟行联合脏器切除的患者,建议术前进行肠道准备,可选择等渗缓冲液;对于有慢性便秘的患者,建议术前给予生理盐水灌肠,以免术后出现排便困难。对于需要合并切除结肠的病例,从术前1天开始肠道准备联合预防性使用抗生素,预防性使用抗生素应同时针对需氧菌及厌氧菌,应在切开皮肤前30分钟至1小时输注完毕。肠道准备的关键在于排净肠内粪便,所以术前使用基于等渗缓冲液的缓泻剂十分必要。

(2)对于幽门梗阻病例,术前3~4天应进行持续胃肠减压、洗胃,并纠正由此发生的水电解质紊乱及酸碱和氮失衡。

(3)向患者和家属说明手术范围、风险及预后相关事项,使患者和家属知情、理解和配合。

(4)手术前一天禁食和补液。提前嘱患者做好个人卫生、更衣。患者睡前服用安眠药。

（5）手术当天晨间准备：清洁口腔，摘下义齿；排尿或留置导尿管；术前给药。

胃癌患者从手术室返回病房后需要哪些护理？

术后由医生协助麻醉医生将患者送回病房。回病房后，患者取平卧位或头部稍高位。背部垫一枕头，有利于腹肌放松，减少创口疼痛，接通各种引流管。冬季应注意保暖，若使用热水袋应注意避免烫伤。待开胸患者完全苏醒后取斜坡位。保持静脉输液通畅，输液不宜过量，输液部位应制动，根据需要给氧。

胃癌患者术后是否需要使用抗生素？

接受各种手术之后，患者抵抗力必将下降，特别是胃肠道手术后，由于摄食受限，常引起维生素缺乏、贫血、肝功能下降、消化不良等，使用抗生素可抑制体内潜在感染，促进创口愈合。应选择广谱青霉素或头孢菌素类药，静脉给药。胃癌患者接受手术后，通常预防性使用抗生素1~2天。

胃癌患者术后伤口疼痛如何处理？

术后伤口疼痛是正常现象，短期内可给予适量镇静止痛剂，有利于患者休息和促进身体康复。对于使用一般镇静止痛剂仍不能平静者，应考虑其他并发症的可能。

胃癌患者术后输液及营养补给的原则是什么？

胃癌患者术后体液和代谢的基本变化是尿量减少，钠、氯排泄减少，钾排泄增加，血钾降低；由于代谢增强，一般倾向于发生酸血症；蛋白异化作用增强，血浆中总蛋白、白蛋白、A/G的比值下降，NPN升高，呈现负氮平衡。术后由于暂时性肠麻痹，在胃肠功能尚未恢复前，必须由静脉或管饲补充液体和营养。手术当天的补液总量一般为 3500～4000mL,结合术中出血量、体液丧失量、尿量等酌情增减,大量输液可致肺水肿,尤其是老年人。术后能量补充十分必要,通常成年人行大手术者每天需能量 50kcal / kg,行小手术者每天需能量 40kcal / kg。通过输液仅能得到其中的 50%左右,因而最好的方法是肠内营养。目前,早期肠内营养的优点和安全性已被公众认可,经管饲补充肠内营养液,逐渐递增。一般胃大部切除术后第 3～4 天或全胃切除术后第 4～6 天开始经口进食。最新的研究发现,术后第 1 天进食并不会增加术后并发症发生率和死亡率,反而会促进肠道恢复。胃部手术后早期经口进食也可以缩短住院时间。因此,对于无发热或吻合口瘘、肠梗阻及胃瘫风险的患者,术后第 1 天可经口进食清流质饮食,第 2 天可进食半流质饮食,然后逐渐过渡至正常饮食。

胃癌患者术后管理的常见注意事项有哪些?

(1) 根治性胃大部切除术后，一般应持续胃肠减压 2～3 天，禁食 3～4 天。全胃切除后,禁食 5～7 天。胃管拔除时间依患者情况而定,但早期拔除胃管有利于胃肠功能恢复,有利于呼吸和排痰。

(2) 拔除胃管及胃肠道功能恢复后即可恢复饮食，但仍应按流质、半流质的顺序逐渐过渡。

(3) 应鼓励一般状况稳定且无并发症者早期离床活动。

(4) 对于痰液分泌较多的患者,应嘱其取半卧位,经常叩击其胸背部,每天给予超声雾化吸入。

(5) 保持每小时尿量 40～50mL。对于心功能不佳、肾功能异常的老年患者,应注意防止输液过快。

(6) 胃贲门癌患者行近端胃次全切除术或全胃切除术后,常会影响深呼吸与排痰。在采取胸腹联合切口的患者中，呼吸功能障碍更为明显。术后应加强护理,预防发生肺部并发症。

(7) 全胃切除术后的吻合口瘘发生率较高,手术后几天之内,如果患者出现腹痛、发热或腹膜刺激征，应考虑有感染或吻合口瘘的可能。行B超或CT检查，如发现膈下有液体聚积，常提示并发同侧胸腔积液。在B超或CT引导下，行膈下间隙穿刺可吸出脓液，同时让患者口服稀释的亚甲蓝溶液后，穿刺吸出液伴有蓝色，即可明确为吻合口瘘。有时吻合口瘘入胸腔引起脓胸。一旦发生吻合口瘘，应禁食，并行手术探查及引流，于膈下吻合口瘘附近置双套管及冲洗管行持续冲洗及负压吸引，由空肠造口补充营养，仅给予广谱抗生素控制感染。吻合口瘘入胸腔者应行胸腔闭式引流。

(8) 术后7~9天拆线，胸腹联合切口拆线时间应根据患者全身营养状况而定，或延期间隔拆线。

胃癌患者术后发热如何处理？

在大手术后的前三天，绝大多数患者会出现发热，但体温一般不超过38.5℃，这是由手术创伤造成的，临床上称为“吸收热”。

一般采用温水或乙醇擦身等物理降温方法予以解决，不主张使用强力退烧药。如果体温超过38.5℃，可用冰袋、乙醇等在患者的头部、颈部、腋下等大血管经过处进行物理降温。

如果患者出现高热，应该首先考虑其他原因，寻找病因并进行针对性处理。

胃癌患者术后留置胃管需要注意哪些方面？

术后留置胃管的目的是吸出胃内积液和气体，促进吻合口愈合。应该注意观察胃液的量及颜色。胃液因为混有胆汁而呈现黄绿色，术后可能有少量胃内积血或出血，这时吸出的胃液是淡红色的。如果胃管内吸出的是新鲜血液，而且量比较大，甚至血液从胃管内自动流出，则表示胃内有新鲜出血。注意保持胃管通畅。胃管需要定时冲洗，否则有可能堵塞。胃管堵塞后，胃内积液和气体不能排出，患者会出现腹胀、恶心、呕吐等症状。

胃癌患者术后留置腹腔引流管需要注意哪些方面？

胃癌手术的切除范围大，术后渗出液较多，有可能出现腹腔内出血、吻合口瘘等并发症，放置腹腔引流管的目的是引出腹腔内的积血、积液，防止腹腔感染。术后第1天腹腔引流管可引出数百毫升的血性渗出液，然后逐渐减少，一般在术后3～4天，如果每天引流量在20mL以下，可以拔除引流管。但腹腔引流管出现下列问题时，应引起高度重视：

（1）术后即从腹腔引流管流出新鲜血液，量逐渐增加，并有血凝块时，提示腹腔内有出血。

（2）术后4～5天引流液混浊，伴有黄绿色胆汁，有臭味，提示可能有腹腔感染或吻合口瘘。

腹腔引流管是观察腹腔的一个窗口，应引起医护人员及家属的高度重视。

胃癌患者术后饮食如何恢复？

患者在术后第3～4天可排气，排气后一般可拔除胃管。取下胃管后的第1天，可饮少量水，观察有无腹胀等不良反应。如果顺利，可进食无渣饮食（果汁、米汤、奶、菜汤），从50毫升/次开始少量多次，每天进食5～6次，三四天后可进食流食（米粥、鸡蛋羹、煮烂的面条），而后逐渐过渡到普通饮食。因为手术后残留的胃腔比术前明显缩小，所以应遵循少食多餐的原则。

什么是加速康复外科？

加速康复外科（enhanced recovery after surgery，ERAS）是指基于循证医学证据优化的围术期处理措施，以减少患者生理及心理的创伤应激反应为目的，通过外科、麻醉科、护理、营养科、康复科等多学科协作，在传统围术期处理的基础上优化围术期处理的临床路径，从而减少手术后的应激反应和并发症，缩短住院时间，减少医疗支出，加速患者康复。ERAS 贯穿于术前、术中和术后。

目前，在胃癌手术中开展 ERAS 的循证医学证据相对较少，不同文献报道 ERAS 的具体措施有所差异。涉及胃癌手术的 ERAS 措施主要体现在术前肠道准备、术前营养评估与治疗、术前饮食管理、术中麻醉方案优化、术中液体管理、术后进食时间、术后拔除胃管、尿管和腹腔引流管时间、术后下床活动时间等方面。

第八章

胃镜及腹腔镜技术在胃癌诊治中的应用

治疗性胃镜技术在胃癌诊治中是如何应用的？

在治疗方面，胃镜可用于止血、切除、扩张等方面。

（1）利用胃镜治疗胃出血，直视下通过喷洒药物、电凝、激光等方法止血。

（2）利用电灼、激光等方法切除良性病变，如息肉。

（3）良、恶性狭窄的扩张、烧灼及内腔支架术。

（4）早期胃癌黏膜切除术、激光治疗术等。

哪些早期胃癌患者可以行内镜切除术？

目前的研究表明，对于淋巴结转移风险小于1%的胃癌，内镜切除术可以获得与外科切除手术相当的效果。内镜切除术适用于淋巴结转移可能性极低且肿瘤能够被整块一次性切除的患者，即肿瘤未侵犯黏膜下层、没有淋巴结转移的黏膜内癌患者。日本胃癌学会制定的胃癌治疗准则规定的内镜切除绝对适应证如下：

（1）≤2cm的肉眼可见的黏膜内癌（cT1a），分化型癌，且没有合并溃疡或瘢痕，可行内镜下黏膜切除术（EMR）或内镜黏膜下剥离术（ESD）。

（2）>2cm的肉眼可见的黏膜内癌（cT1a），分化型癌，且没有合并溃疡或瘢痕，可行ESD。

（3）≤3cm的肉眼可见的黏膜内癌（cT1a），分化型癌，合并溃疡或瘢痕，可行ESD。

（4）≤2cm的肉眼可见的黏膜内癌（cT1a），未分化型癌，且没有合并溃疡或瘢痕。第5版（2018年）日本胃癌治疗指南和中国的胃癌诊疗指南（2018版）均未将此类型纳入绝对适应证，根据最新的JCOG1009/1010试验结果，此类型可以纳入绝对适应证范围。

（5）血管浸润超出上述标准，但淋巴结转移风险极低。

扩大适应证：EMR/ESD治疗后局部黏膜病灶复发者。

随着早期胃癌的检出率逐年增加，在日本等国家和地区，早期胃癌患者几乎占所有胃癌患者的一半，具有内镜手术指征的早期胃癌患者比例同样也在增加，有26%的患者接受内镜治疗。治疗方法以在黏膜下层注入肾上腺素盐水后行黏膜切除术（黏膜下切除）和激光切除术为主，有关上述方法治疗早期胃癌的大宗报道来自日本。虽然我国目前仍然以进展期胃癌为主，但近年来随着大范围胃癌筛查的推广应用，早期胃癌患者的比例也在不断提高。

哪些早期胃癌患者禁止行内镜切除术？

目前我国公认的内镜切除术禁忌证如下：①明确淋巴结转移的早期胃癌；②癌症侵犯固有层；③患者存在凝血功能障碍。此外，当病灶基底部的黏膜下层与肌层之间已形成粘连，若此时行内镜治疗，发生穿孔的危险性较高，应视为内镜切除术的相对适应证。但是今后随着内镜操作技术的不断成熟，即使存在粘连，也可以安全地进行内镜切除术。

内镜切除术后的处理措施及常见并发症的防治措施有哪些？

术后处理措施：术后第1天禁食。密切观察患者的生命体征，若无异常，术后第2天进食流质饮食或软食。术后1周是否行内镜复查尚存在争议。对于内镜下切除早期胃癌后溃疡，可使用质子泵抑制剂（PPI）或H2受体拮抗剂（H2RA）进行治疗。对于切除范围较大、操作时间较长，以及可能出现消化道穿孔的患者，可以考虑预防性使用抗生素。

术后并发症防治：术中出血推荐直接电凝止血，迟发性出血可用止血夹或电止血钳止血。大多数术中穿孔可通过金属夹闭裂口进行修补。当穿孔较大时，通常难以进行内镜治疗而需要紧急手术。胃腔狭窄或变形发生率较低，主要见于贲门、幽门或胃窦部面积较大的ESD术后，内镜下柱状气囊扩张术是一种有效的治疗方式。

哪些早期胃癌患者适合行腹腔镜联合内镜下黏膜切除术，应如何进行？

腹腔镜联合内镜下黏膜切除术尤其适用于胃后壁和胃底部肿瘤，手术需要由有经验的腹腔镜医生和内镜医生共同完成。首先进行腹腔镜检查，然后在十二指肠空肠交界处远侧放置一个可卸式夹钳。通过内镜通道向胃内注入气体，在大小弯之间的浆膜面向胃内插入可扩张管，然后扩张到10mm，以便将腹腔镜插入胃内，同时向胃内注入二氧化碳，将两个扩张管插入用作器械通道，一旦位置合适可将扩张管牵拉到5mm。第三种辅助器械通过内镜的操作通道置入，因此该器械通道直径必须达到3～4mm。如果仅限于前述类型的浅表型胃癌，这种手术方法很安全，由于必须向胃内注入二氧化碳，不适用于全胃切除术。

胃癌患者发生梗阻时如何行内镜治疗？

由于肿瘤阻塞消化道，影响食物通过，患者会出现下咽困难、进食后呕吐症状。症状的发生常见于三种情形：肿瘤生长在贲门部，肿块较小时即出现吞咽困难；肿瘤位于胃窦部，当肿块较大或靠近幽门时，发生幽门梗阻；术后吻合口的良性瘢痕狭窄或吻合口复发的癌性狭窄也可能导致梗阻症状。以上三种情况均可行手术切除，解决梗阻。但如果分期过晚，无法切除而仅可以行姑息治疗时，内镜治疗是最佳选择。可以采用高功率激光、合金螺网支架撑开消化道，使食物得以通过。内镜治疗具有创伤小、恢复快的优势。

哪些情况下胃癌患者需要行腹腔镜检查？

（1）肿瘤的定性诊断。肿瘤定性诊断决定了治疗方案的选择。定性诊断可通过腹腔镜下活检加以明确，特别是针对那些多次内镜检查阴性的病例。

（2）恶性肿瘤的分期诊断。对于其他影像学检查认为可以行手术切除的胃癌患者，行腹腔镜检查能够进行正确的术前分期，避免不必要的剖腹探查。一旦明确腹腔镜分期诊断，就可以根据胃癌的不同分期采取不同的治疗方法。例如，肝实质内病变可经 CT 扫描检出，在腹腔镜超声引导下对检出的病变取活检，从而发现肝实质内的小转移灶。脏器表面病变在 CT 扫描中很少被检出，利用腹腔镜探查能够对肝脏等腹腔内器官表面进行精确详细的观察。目前腹腔镜探查是检查胃癌隐匿性转移(<10mm)最敏感的方法。

(3) 肿瘤治疗后的复查。胃癌手术或化疗后，除了可以行内镜检查，还可以行腹腔镜检查，以了解有无复发、转移及治疗效果。目前，腹腔镜在腹部肿瘤治疗后复查中的价值尚存争议，因为手术治疗导致腹内解剖结构发生改变，且有广泛粘连产生，进行腹腔镜检查不仅难度大，而且具有一定风险。需要注意的是，腹部肿瘤的腹腔镜检查其实是其他检查的补充而不是代替，因此，一般在完成其他检查之后再考虑是否有必要进行腹腔镜检查。

哪些情况下胃癌患者不适合行腹腔镜检查？

当患者被诊断为胃癌时，如果不能耐受全身麻醉或开腹手术，或有难以治愈的凝血功能障碍及血流动力学不稳定，应禁止行腹腔镜探查。患者既往有腹部手术史、心肺疾病为相对禁忌证。

腹腔镜检查在胃癌的诊断中有哪些应用价值？

腹腔镜检查诊断胃癌有无远处转移的准确率很高，有研究比较了腹腔镜、超声(US)、CT 检查 131 例胃癌患者有无远处转移的诊断率，腹腔镜检查为 92%，超声检查为 63%，CT 检查为 58%。另有研究对 71 例经超声检查后无远处转移的胃癌患者（其中 31 例同时经 CT 检查证实无远处转移）进行了腹腔镜检查。其中，29 例患者经腹腔镜检查证实为进展期胃癌，避免了不必要的开腹手术，其余 42 例经腹腔镜检查认为可以切除者行开腹手术，只有1例不能切除（肿瘤固定于后腹膜）。该研究显示，腹腔镜检查确定胃癌能否切除的准确率达到98.6%，并且避免了不必要的开腹手术。

腹腔镜探查有助于发现腹腔内隐匿或微小转移灶，包括肝转移、腹膜种植、大网膜种植等，避免了不必要的剖腹探查；腹腔镜检查对于胃癌患者TNM分期具有较高的价值。研究人员对CT、腹腔镜和腹腔镜超声检查进行了前瞻性对比研究，发现腹腔镜超声检查可为胃肠肿瘤提供准确的TNM分期，能够区分早期胃癌和进展期胃癌，有助于外科治疗方法的选择。在诊断局部侵犯范围方面，腹腔镜检查的诊断率也显著高于US和CT。美国纪念斯隆－凯特琳癌症中心的一项研究历经10年，对657例潜在可切除胃腺癌患者进行腹腔镜分期，其中31%的患者存在远处转移病灶，应归为M1期，使其避免了不必要的大手术所带来的创伤。

哪些患者适合行腹腔镜远端胃切除术？

（1）肿瘤位于胃中或下1/3处的早期胃癌。

（2）肿瘤尚未浸润肌层。

（3）肉眼没有发现淋巴结转移。

（4）不适合行内镜切除或腹腔镜下局部切除的肿瘤。

（5）无融合淋巴结或远处转移的进展期胃癌，可作为相对适应证。

当肿瘤局限于黏膜层时，通常尚未发生淋巴结转移。当肿瘤侵犯黏膜下层时，第一站淋巴结转移的发病率为18%，个别病例伴有第二站淋巴结转移；当肿瘤侵犯肌层时，可以发现伴有第三站淋巴结转移，但发病率在2%以下；当肿瘤浸润深度达到浆膜下层时，第三站淋巴结的转移率很高。针对黏膜下层或浸润深度更深的肿瘤，采用腹腔镜胃切除手术清除第一站和第二站淋巴结是有必要的。最新的研究结果显示，腹腔镜手术在局部进展期胃癌的根治效果方面达到了开放手术的水平，是可以常规开展的一种治疗技术。因此，腹腔镜手术治疗胃癌的优势已经得到证实。对于临床分期为Ⅰ期的胃癌,行远端胃癌根治术,腹腔镜手术可以作为常规治疗方式;而对于临床分期为Ⅱ期及以上的胃癌,行根治性远端胃切除术,腹腔镜手术可以用于临床研究,在大型的肿瘤中心开展。总之,行腹腔镜下胃切除术治疗胃癌时,早期胃癌为最佳适应证;不合并融合淋巴结的进展期胃癌在大型肿瘤中心也可以作为相对适应证。此外,有上腹部既往手术史并非腹腔镜远端胃切除术的绝对禁忌证。

腹腔镜远端胃切除术有哪些优势和局限性?

相比开腹手术,腹腔镜远端胃切除术的优点包括手术创伤小、恢复快、可提供更好的营养、疼痛轻、肺功能损伤较小、可获得更好的生存质量等。与此同时,手术治愈的可能性并没有降低。腹腔镜远端胃切除术的术后恢复期和住院时间短于传统开腹手术,手术费用也有所减少,其他研究人员的回顾性研究得出了相同结论。腹腔镜远端胃切除术也存在一些问题,即手术操作复杂、手术时间长。外科医生可以通过进一步练习腹腔镜技术,缩短学习曲线,从而降低术后并发症发生率,缩短手术时间,提高腹腔镜手术的治疗效果。

何时在胃癌患者中应用姑息性腹腔镜技术?

对于已经失去根治性切除机会的进展期胃癌患者，由于肿瘤的浸润和压迫常出现恶心、呕吐等消化道梗阻症状，此时根据梗阻部位不同,可以考虑行腹腔镜胃空肠吻合术或腹腔镜胃造瘘术。

第九章

胃癌的化疗

化疗的原理是什么？

所谓化疗，就是采用化学药物进行治疗，化疗治疗癌症的原理是不同的细胞对化疗药物的敏感性有所不同。增殖旺盛的细胞对化疗的敏感性高于增殖缓慢的细胞，幼稚细胞对化疗的敏感性高于成熟细胞。癌细胞属于增殖旺盛的细胞，而且含有很多幼稚细胞，而人体的其他细胞则多数是成熟细胞。因此，癌细胞是人体内的化疗敏感组织，也就是说，化疗药物对这些细胞的作用最大。除了癌细胞对化疗药物敏感以外，身体的其他组织对化疗药物也有不同程度的敏感性，这就是通常所说的化疗药物的选择性不强。虽然我们不希望化疗药物对人体的正常细胞造成损伤，但实际上其对人体正常细胞同样有杀伤作用，体现为化疗的副作用。化疗药物对人体不同组织产生的损伤程度不同，表现形式也存在差别。人体内增殖旺盛的细胞包括骨髓细胞和胃肠道上皮细胞。因此，常见的副作用表现为骨髓抑制，血小板、白细胞及红细胞的减少。消化系统的副作用表现为消化道溃疡、出血等。其他组织的损伤也可能表现出相应的症状。

按照作用于细胞周期内时期不同，化疗药物分为细胞周期特异性药物和细胞周期非特异性药物。前者作用于细胞周期中的某一个特定的时期，主要是抗代谢药，代表药物是5-氟尿嘧啶；而后者作用于细胞周期中的各个时期，包括烷化剂、顺铂类药物，代表药物是顺铂和环磷酰胺。这只是化疗药物的一种分类方法，治疗效果与分类方法没有直接的关系。所有抗癌药物的特点是干扰细胞的增殖，因此对于增殖旺盛的细胞有严重的影响，而癌细胞是患者体内增殖最旺盛的细胞。

化疗是否对人体损伤巨大？

患者对化疗的恐惧可能来源于以下几个方面：化疗的胃肠道反应，如恶心、呕吐；化疗过程中的脱发；化疗药物的选择性差，损伤患者本身的免疫力。实际上，以上担心是完全没有必要的。首先，针对化疗的胃肠道反应，已经有许多有效的抑制药物，能够有效避免化疗过程中出现胃肠道反应。其次，引起严重脱发的化疗药物仅局限于阿霉素等少数几种药物，目前临床上已经有效果更好、毒性更小且不引起脱发的药物。虽然化疗对患者身体有一定程度的损害，但是远不如想象中的那么严重，在化疗过程中同时应用其他药物可抑制或者对抗这种副作用。

化疗常见的副作用有哪些？

化疗中最常见的副作用是药物的胃肠道反应，如恶心、呕吐、腹痛、腹泻、便秘等，以及口腔黏膜或消化道黏膜溃疡出血导致的便血等。骨髓抑制也是常见的副作用，其中以白细胞减少最为常见，其次是血小板减少。如果没有明显的消化道出血，贫血症状一般不会立即发生。标准剂量的化疗可能出现肝脏功能和肾脏功能的损害。一般来说，化疗药物可能对卵巢和睾丸功能产生一定程度的影响，患者还可能出现脱发等症状。化疗药物有很多种，不同化疗药物对人体各种脏器的毒性作用是有差异的。

化疗药物的局部副作用有哪些？

化疗药物的局部副作用主要是静脉炎和药物渗漏导致的局部组织坏死。化疗药物导致的静脉炎主要是所经过静脉的血栓性静脉炎，其他部位的静脉炎或者深静脉血栓形成是非常罕见的。这实际上是化疗药物对所经过血管的刺激作用，表现为输注血管的红肿疼痛，可以采用局部热敷的方法，一般不会给患者造成太大痛苦。局部组织坏死是由化疗药物渗漏到静脉以外引起的，表现为局部的剧烈疼痛、组织坏死和溃疡形成。出现渗漏后应立即进行局部冷敷，还可以使用局部麻醉药物进行封闭或外敷治疗。对于已经出现的局部大面积组织坏死，应该进行植皮。

化疗药物的消化道不良反应有哪些？

恶心、呕吐是化疗药物最常见的消化道不良反应。严重的呕吐可导致脱水、无法进食。严重的恶心、呕吐是非常痛苦的，有的患者因不能忍受这种痛苦而拒绝进行化疗。除了化疗药物对胃肠道的直接刺激作用外，一个非常重要的原因是药物通过直接或者间接的作用刺激大脑的呕吐中枢。

目前，针对呕吐症状，临床上已经有非常有效的治疗药物，包括激素、甲氧氯普胺(胃复安)和5-羟色胺受体抑制剂，这些抑制剂包括昂丹司琼(枢复宁)、盐酸昂丹司琼(枢丹)、托烷司琼(呕必停)、格拉司琼(康泉)等，药物的效果基本是一样的。如果患者在化疗过程中食欲很差，应该适当进行营养的补充，可以进行静脉补液，同时使用保护肝脏、肾脏功能的药物。

化疗过程中还可能出现其他消化道反应。由于消化道黏膜细胞增殖旺盛，因此在进行化疗时黏膜损伤非常常见。这些损伤主要以炎症的形式表现，包括口腔炎、食管炎、口腔溃疡等。氟尿嘧啶类药物最常应用于黏膜炎症和口腔溃疡治疗，连续应用比单次应用更常见，化疗患者主要的不良反应是疼痛和不能进食。在治疗方面，可以口服维生素 B_6，并进行对症处理，可以局部应用麻醉药、经常漱口保持口腔清洁，以及使用各种治疗口腔溃疡的散剂、贴剂。患者不能进食时，应给予营养支持。

腹泻和便秘也是化疗药物常见的副作用。一般在大剂量连续应用的情况下容易出现，偶尔可能出现血性腹泻，提示存在消化道溃疡和出血。对于在化疗过程中出现腹泻的患者，应该进行大便常规检查，注意是否合并肠道感染的情况。如果存在感染，应该使用抗生素治疗；对于不合并感染的单纯腹泻，应该给予止泻药物。若腹泻严重，为了避免出现脱水和营养不良，需要进行补液。出现便秘时，可以使用缓泻剂、增加食物中纤维素的含量，起到润肠通便的作用。

哪些胃癌患者应接受术后辅助化疗？

胃癌 D2 根治术后病理分期为Ⅱ期和Ⅲ期的患者，推荐接受辅助化疗。Ⅰa 期不推荐辅助化疗，目前尚无高级别循证医学证据支持Ⅰb 期胃癌患者接受辅助化疗，但淋巴结阳性患者（pTIN1M0）可考虑辅助化疗。pT2N0M0 患者如年龄 <40 岁、低分化、有神经侵犯和脉管癌栓形成史推荐进行辅助化疗，可能降低复发风险，通常采用单药化疗。

大量研究报道表明，辅助化疗能够降低胃癌患者复发转移的风险，可提高 5 年生存率，使患者获益。辅助化疗在术后 2 ~ 3 周开始，采用联合给药。若术前已行化疗，可参考术前方案按疗程用药，不能随意停药、换药，注意防范不良反应，可以配合生物免疫调节和支持治疗等。辅助化疗可集中在半年至 1 年内完成，病情稳定进入康复期后不必再行化疗。联合化疗建议在 6 个月内完成，单药化疗不宜超过 1 年。

早期胃癌手术是否需要辅助化疗？

原则上，早期胃癌根治手术后不需要化疗，但是存在高危复发因素的患者应该进行化疗。高危因素包括存在淋巴结转移、脉管癌栓。

晚期胃癌患者是否需要化疗？

胃癌晚期主要表现为癌肿已浸润胃壁，并侵袭周围脏器，如胰腺、肠、肝脏等；发现腹腔转移、腹膜上种植，癌性腹水形成；远处淋巴结转移；肝、肺、脑、骨骼等其他脏器转移；女性患者发生卵巢转移。胃癌根治性切除术后出现以上情况也属于晚期，此时已失去再次手术切除的机会，以化疗为主的综合治疗是最佳方案，只要没有禁忌证，应有计划、按疗程进行联合用药化疗。化疗 2 ~ 3 个周期后，观察疗效。无效时应停止化疗或更换方案（又称为二线治疗）。对于确实无效的患者，应该给予支持治疗。

进展期胃癌患者是否需要行腹腔热灌注化疗？

进展期胃癌手术后腹膜转移是一个非常重要的问题，也就是肿瘤细胞的腹腔种植问题。很多患者手术后复发表现为腹腔种植而非远处转移，而手术对腹腔内的广泛种植转移无能为力。术中腹腔热灌注化疗在预防或治疗腹膜转移和复发方面，均具有明显疗效，是一种治疗中晚期胃癌的重要辅助疗法。

癌细胞是如何腹腔种植和转移的？

首先，肿瘤侵袭浆膜层，即有可能脱落入腹腔并发生增殖。其次，手术过程中，被切断组织中的淋巴管及门静脉血管内的癌细胞随淋巴液和血液进入腹腔内。随着肿瘤的发展，淋巴管及血管内的癌栓增多，进入腹腔内造成腹膜种植的概率明显增加。术后患者的免疫防御功能减弱，加上手术解剖区域大量纤维素沉积形成“隔离层”，导致这些癌细胞不能被人体内免疫细胞所消灭。

什么是腹腔热灌注化疗？

腹腔热灌注化疗是指通过将含有化疗药物的灌注液加热到治疗温度，灌注到患者腹腔内并且维持一定的时间，以预防和治疗腹膜癌及其引起的恶性腹水的一种治疗技术。欧美国家采用的传统腹腔热灌注化疗的特点包括大剂量单药单次给药、开放式（30 分钟）或闭合式（60~90 分钟），以及治疗温度差异大（41~43℃）。由于这种技术温控不精准、疗效不确切，我国学者为此研发了中国腹腔热灌注化疗技术。该技术包含精准控温、精准定位和精准清除三大理念，有助于彻底清除游离癌细胞和亚临床病灶。

腹腔热灌注化疗的作用机制是什么?

腹腔热灌注化疗的作用机制是综合应用腹腔内灌洗、温热效应和化疗药物以杀灭癌细胞。腹腔热灌注化疗的腹腔内药物浓度比经血管给药高很多。腹腔内注入化疗药物可增强杀瘤效应,而且不会导致严重的全身性毒副作用。温热效应还可提高肿瘤细胞对某些化疗药物的敏感性,由此产生的效果不是单纯的累加关系,而是倍数关系。在腹腔热灌注化疗过程中应用大量温热的化疗药液对腹腔进行反复灌洗,可起到清除腹腔内游离癌细胞的作用,也可显著降低种植的概率。

腹腔热灌注化疗的治疗模式有哪些?

胃癌腹腔热灌注治疗包括 4 种治疗模式:①预防模式。腹膜转移高风险患者行胃癌根治术后预防性应用腹腔热灌注化疗,能够清除游离癌细胞和微小癌结节,提高患者的治愈率和无瘤生存期。②治疗模式。无法行根治性手术的胃癌患者可先接受肿瘤细胞减灭术,尽可能清除肉眼可见的肿瘤病灶,最大限度地减轻肿瘤负荷,然后应用腹腔热灌注化疗进一步清除残留病灶,达到提高患者生存期和生活质量的目的。研究表明,肿瘤细胞减灭术联合热灌注化疗能够在不增加并发症发生率和死亡率的前提下,提高胃癌患者的总生存时间和无复发生存时间。③转化模式。患者首次就诊已发现腹腔广泛转移或合并大量腹腔积液,可先接受腹腔热灌注化疗清除或缩小腹膜转移结节,抑制恶性腹腔积液的产生,待病情明显好转后联合全身治疗,肿瘤降期后有可能转化为治疗模式。④综合模式。腹腔热灌注化疗联合全身系统化疗用于治疗化疗后病情进展或出现腹腔积液的患者。

腹腔热灌注化疗的操作流程是什么?

腹腔热灌注化疗主要在腹腔探查、胃肠道肿瘤切除术及肿瘤减灭术后立即进行，且需要在全身麻醉状态下进行。镇静镇痛药物一般推荐右美托咪定、地佐辛、羟考酮及丙泊酚。首先，患者头枕冰袋，背垫冷水袋，使体温降至31.0～32.0℃，其目的在于避免腹腔内升温对大脑神经中枢的不利影响。然后，分别在左、右膈下腔隙内（输入端）和直肠子宫陷凹（输出端）置入3~5根无菌硅胶管（内径0.8cm、外径1cm），连接一个可调温灌流驱动装置，使灌流驱动装置、管道及腹腔组成一个循环系统。操作时需要注意以下事项：①灌注管可以经传统开腹手术方式放置，也可以经腹腔镜辅助或B超引导穿刺放置；②灌注温度控制在43℃±0.1℃；③灌注时间控制在60~90分钟，一般为60分钟，多次治疗时治疗间隔为24h，预防模式下一般治疗1~2次，治疗模式下一般治疗3~5次；④灌注液容量一般控制在4~6L，以充盈腹腔和循环通畅为原则；⑤灌注速度一般控制在400~600mL/min。

腹腔热灌注化疗的适应证有哪些？

（1）肿瘤浸润至浆膜或浆膜外，且原发癌灶已切除。

（2）有腹腔种植。

（3）术后腹膜复发者。

（4）术中发现胃癌浸润至浆膜。

（5）无肝、肺、脑、骨骼等远处转移，不伴有心、肺、肝、肾等重要脏器的严重器质性疾病。

腹腔热灌注化疗一般选择哪类化疗药物？

腹腔内化疗液主要由抗癌药物和溶剂组成。等渗溶液的应用比较广泛，以生理盐水为主，也可采用5%的葡萄糖液、林格液或1.5%的Inpersol溶液。抗癌药物的选择需要参考患者既往对化疗药物的敏感性，同时兼顾药物本身的特性，以腹腔内药物代谢动力学为指导，主要依据以下几点选择。

（1）药物必须能通过自身或其代谢产物杀死肿瘤细胞。

（2）药物必须有较低的腹腔通透性。

（3）药物必须能很快从血浆中清除。

（4）药物必须有较强的穿透肿瘤组织的能力。

根据上述原则，胃癌腹腔内化疗最常用的抗癌药物包括紫杉醇、多西他赛、奥沙利铂、顺铂、5-FU、丝裂霉素等。化疗药物的剂量原则上以系统化疗用量为标准，可以根据患者的年龄、身体状况、化疗耐受性等进行调整。使用顺铂时，需要常规进行水化处理；使用紫杉醇之前需要常规预防过敏反应；用生理盐水稀释奥沙利铂和卡铂等药物可导致药效不稳定，应改用5%的葡萄糖液作为灌注液。目前，有人根据腹腔清除大分子物质比小分子慢的特点，在腹腔内化疗中应用大分子生物制剂，如干扰素、白介素-2、单克隆抗体等，以增强癌症治疗的效果。

腹腔热灌注化疗过程中的监测重点是什么？

（1）回心血流的温度。可采取经肺动脉内置导管的直接测温法或采取在食管下端插入温度计的间接测温法，回心血流的温度不得高于41℃，以保证安全。

（2）心功能指标，包括血压、心率、心功能指数等。

（3）动脉血氧分压等。

腹腔热灌注化疗的并发症和不良反应有哪些？

腹腔热灌注化疗的并发症及不良反应一直是人们关注的重点，学者们对其进行深入观察并进一步研究有关腹腔热灌注化疗的发展。迄今为止，尚未在各种研究文献中见到腹腔热灌注化疗的并发症导致患者死亡的报道。我们可以从以下三个方面来进行阐述。

（1）非手术腹腔热灌注化疗的并发症及不良反应。由于患者未进行手术治疗，因此此类患者的并发症及不良反应仍以急慢性腹痛和消化系统反应为主。据报道，晚期腹盆腔恶性肿瘤患者行腹腔热灌注化疗后发生急性腹痛的概率是31.5%，发生慢性腹痛的概率是30.3%。另有报道称，进展期胃肠癌患者行腹腔热灌注化疗（外加温法）+化疗的并发症及不良反应主要是消化系统反应，较单纯化疗组多见，Ⅲ~Ⅳ级恶心、呕吐的发生率达36.0%，较单纯化疗组（15.3%）有显著差异。

（2）术中腹腔热灌注化疗的并发症及不良反应。腹腔热灌注化疗会引起内脏血管扩张，灌注期间腹内压上升，下腔静脉回流减少，回心血量减少，心脏前负荷降低，心率加快，心排血量增加。此外，接受腹腔热灌注化疗时患者大量出汗，如果伴有血容量不足，心率很快超过120次/分，患者难以忍受。因此，在治疗前应注意监测患者的生命体征变化，特别是中心静脉压（CVP），及时纠正血容量不足。行腹腔热灌注化疗时，循环变化量虽然较大，但由于心脏的能量消耗并未发生明显的变化，因此并不会导致术中急性心力衰竭，以43℃为基础的腹腔热灌注化疗术对于胃肠道吻合口是安全的。事实上，临床应用腹腔热灌注化疗后，也具有类似的结果：吻合口瘘无变化，出血及腹腔内感染有所增加，出现其他并发症，如中、重度腹痛，腹腔引流时间延长，短暂的白细胞减少；由于腹腔热灌注化疗导致腹膜通透性增大、腹膜渗出增多和循环血量不足，可引起肾前性肾衰竭。为预防此类并发症的发生，在腹腔热灌注化疗术后应保证充足的循环血容量。据相关文献报道，胃癌腹腔热灌注化疗后粘连性肠梗阻的发病率为3.1%~5.1%。

（3）术后腹腔热灌注化疗的并发症及不良反应。观察对比腹腔热灌注化疗组和非腹腔热灌注化疗组吻合口瘘、腹腔感染、粘连性肠梗阻等并发症的发病率，无显著差异。术后如出现腹痛应考虑与反复、多次热灌注化疗所致腹膜及肠壁充血、水肿及化学性腹膜炎有关；低蛋白血症可能与多次热灌注时大量渗出物丢失含蛋白有关。

哪些情况下不能化疗？

如果患者存在以下情况，则不能进行化疗：全身状况极差，已有恶病质，预计生存时间不超过 3 个月，年龄在 75 岁以上，伴有明显心、肝、肾障碍，造血功能较差，存在显著的骨髓抑制，伴有消化道大出血、胃肠梗阻、明显黄疸、严重感染、胃肠穿孔。

胃癌常用的化疗药物有哪些？

抗代谢药物以 5- 氟尿嘧啶为代表，衍生药物包括替加氟（喃氟啶，FT-207）、尿嘧啶、优福啶（UFT）、氟尿嘧啶脱氧核苷（FUDR）、去氧氟尿苷（氟铁龙，FTL）。

铂类以奥沙利铂（Oxaliplatin）和顺铂（CDDP）为代表。

蒽环类有阿霉素（ADM）、表柔比星、吡柔比星。

拓扑异构酶Ⅰ、Ⅱ抑制剂中的羟喜树碱（羟基喜树碱）、CPT-11、依托泊苷（VP-16）。

紫杉醇类如泰素（Taxol）、泰索帝（紫杉特尔，Taxotere）和多西紫杉醇（多西他赛，Docetaxel）。

联合方案中，二联化疗方案一般推荐氟尿嘧啶类联合铂类药物，也可以考虑紫杉醇类联合氟尿嘧啶类药物；三联化疗方案一般仍以氟尿嘧啶类和铂类药物为主，可以选择紫杉醇类或蒽环类药物。

胃癌常用的辅助化疗方案有哪些？

辅助化疗方案推荐氟尿嘧啶类联合铂类药物的两药联合方案。对于体力状况差、高龄、不耐受两药联合方案者，考虑采用口服氟尿嘧啶类药物的单药化疗。

替吉奥：单药口服化疗，用于Ⅰ期或Ⅲ期胃癌手术后辅助化疗。

奥沙利铂 + 氟尿嘧啶类药物：用于可切除胃癌的手术前新辅助化疗或手术后辅助化疗。常用的方案：SOX（奥沙利铂联合替吉奥或 S-1）；XELOX[奥沙利铂联合卡培他滨（希罗达）]。

以奥沙利铂联合氟尿嘧啶类药物为基础的三联方案：用于新辅助

化疗、辅助化疗或晚期胃癌的化疗。常用的方案包括 POS(紫杉醇 + 奥沙利铂 + 替吉奥)、ECF(表柔比星 + 顺铂 + 氟尿嘧啶)。由于三药联合方案副作用较大,需要选择体力状态较好的患者,而对于高龄、体力状态差、耐受性差的患者,不推荐三联方案。

辅助化疗有哪些注意事项?

(1)辅助化疗一般在术后 4 周左右开始,此时患者的体力状况基本恢复正常。特别注意患者术后进食需恢复,围术期并发症需缓解。因此,加速康复外科的应用十分重要,可以使患者术后尽快恢复身体状态,从而不延误化疗时机。

(2)也可考虑应用其他两药联合方案。最新研究显示,在Ⅲ期胃癌术后使用多西他赛联合替吉奥胶囊患者的预后改善程度较替吉奥胶囊单药治疗更高,多西他赛联合替吉奥有可能成为辅助化疗的新选择。

(3)病理分期为Ⅱ期的胃癌患者接受单药与联合化疗的生存受益相当,但Ⅲ期患者从联合化疗中获益更明显。同时需结合患者身体状况、年龄、基础疾病、病理类型综合考虑,选择单药口服或联合化疗。

(4)辅助化疗期间需根据患者的体力状况和不良反应,规范合理地进行剂量调整,密切观察患者营养及体力状况,务必保持体重,维持正常免疫功能。当患者不能耐受联合化疗时,可减量或调整为单药治疗,尽量保证治疗周期。

骨髓抑制应如何处理?

造血系统毒性是化疗最常见的副作用。白细胞、红细胞和血小板减少可导致并发症,如中性粒细胞减少引起的发热需住院治疗,严重的贫血和血小板减少可能需要输血治疗。

三种细胞系由全能造血干细胞分化而来,完全分化后的细胞包括成熟白细胞、红细胞和血小板(巨核细胞的裂解产物)。造血生长因子是三种细胞系的调节分子。某些造血生长因子已经可以人工合成,使用后可减轻化疗的血液毒性,显著提高化疗的安全性。

升高白细胞的药物有哪些?

目前,有两种最常用的升高白细胞药物,分别是粒细胞集落刺激因子(G-CSF)和粒细胞巨噬细胞集落刺激因子(GM-CSF)。G-CSF 对中性粒细胞的产生具有特异性,GM-CSF 同时可刺激单核细胞和嗜酸性粒细胞的产生。尚无有力的临床资料证明哪一种细胞因子的临床效果更好。这两种升高白细胞的药物适用于以下几种情况:

(1) 已经存在肿瘤导致的中性粒细胞减少。

(2) 既往曾多次接受化疗。

(3) 对造血骨髓区域进行过大面积放疗。

(4) 既往在类似或低强度治疗时出现过中性粒细胞减少导致的发热。

(5) 存在严重感染的危险因素(如一般状态差、免疫功能下降、有开放性伤口、存在活动性感染)。

在化疗过程中如何应用促红细胞生成素?

促红细胞生成素可特异性诱导红细胞分化,恶性肿瘤所致贫血是多因素的,常与内源性促红细胞生成素(EPO)生成减少有关。开始使用 EPO 支持治疗前,应注意选择合适的参考病例。在抗肿瘤治疗前已存在贫血或在第一周期化疗后血红蛋白下降 20g/L 以上的患者存在输血高风险。

什么是发热性中性粒细胞减少?

患者在化疗后出现中性粒细胞减少,同时合并发热。此时,患者出现严重感染的风险显著增加,应该引起重视。

(1) 发热:体温高于 37.5℃。

（2）中性粒细胞缺乏症：中性粒细胞绝对值小于 500mm^3。

（3）在缺乏白细胞时，应注意可能缺乏感染的体征和症状，而且感染可迅速扩散。发热可能是潜在致命感染的唯一表现。

（4）60%～70%的中性粒细胞减少患者难以明确发热的病因。

（5）局部感染的常见部位包括呼吸道、窦道、皮肤、软组织、静脉导管、泌尿系统和胃肠道。

发热性中性粒细胞减少应如何处理？

（1）应在 60 分钟内完成病史和体格检查（重点寻找感染部位），然后开始使用抗生素。

（2）血细胞计数（检测中性粒细胞减少的程度）。

（3）生物化学检查（检测肝肾功能）。

（4）血培养（包括所有导管）。

（5）胸部影像学检查。

（6）尿液分析和培养。

（7）任何可能的感染部位都应留取标本进行培养和革兰染色。

（8）初步检查后，根据癌症类型、化疗方案、并发症，预估中性粒细胞减少持续的时间。

（9）立即开始经验性广谱抗生素治疗。

（10）应用两种或两种以上抗生素发挥协同抗菌作用。

什么是高风险的中性粒细胞减少患者？

（1）中性粒细胞减少预计持续 7 天以上。

（2）行白血病的诱导化疗或骨髓移植。

（3）存在并发症：低血压、脱水、无法控制的疼痛、精神状态改变、呼吸功能不全、急性腹痛、出血。

（4）合并严重的肺炎、阑尾炎等感染。

化疗相关性呕吐可以分为哪几类？

化疗相关性呕吐分为急性、延迟性和预期性三种类型。

（1）急性呕吐是指在化疗过程中出现的呕吐。

（2）延迟性呕吐患者在治疗 16～18 小时后出现症状，最常出现在治疗后 24～96 小时，其严重程度和持续时间通常与药物剂量有关。

（3）预期性呕吐是多次化疗后患者形成的一种不良条件反射，其特征是呕吐难以控制。抗肿瘤治疗过程中完全控制呕吐是预防预期性呕吐的最好方法。预期性呕吐一旦出现，药物治疗的作用有限，仅在于防止条件反射的进一步强化。

化疗相关性呕吐与哪些因素相关？

呕吐通常出现在治疗后 2～6 小时，也可持续存在 12 小时，甚至更长时间，或者间断发作。

（1）药物剂量是呕吐及其持续时间长短的最主要影响因素。

（2）药物剂量越大，越容易引起呕吐。

（3）呕吐通常与给药持续时间有关，如持续灌注、延长用药时间至几个小时，甚至几天，可减轻或者消除呕吐症状；而快速给药，如静脉推注、短时间内重复给药或每天重复给药、连续 2 天，则呕吐发生率明显增加。

（4）联合用药的数量、治疗方案、持续时间、给药途径也是影响因素。

化疗相关性呕吐应如何治疗？

为预防呕吐症状的出现，在每一种抗肿瘤治疗开始之前，应采取合理的预防性止吐措施，而且按照预定方案在出现呕吐时随时给予药物治疗。

即使预防性给药，仍有 50%以上的患者接受治疗时会出现突发性呕吐。发生呕吐时，胃肠道的运动和药物吸收功能均受到损害，因此可能影响口服给药，一些患者甚至不能口服药物。尽管缓释药物对于维持止吐十分有效，但针对突发性呕吐需要给予快速起效的药物，缓释药物不适用。联合使用止吐药物较单药更为有效。

选择 5-羟色胺受体拮抗剂止吐有哪些注意事项？

（1）恩丹司琼、托烷司琼等在最大有效剂量时同样有效。

（2）要获得最佳止吐效果，剂量必须要达到药物的“阈值”。

（3）药物超过最大有效剂量时并不能更好地控制呕吐。

（4）在开展治疗的 24 小时内，增加药物剂量并不能提高疗效。

（5）口服制剂生物利用度高、作用时间长。

（6）口服或者胃肠外使用时止吐效果相同。

糖皮质激素在呕吐治疗中是如何应用的？

（1）单独使用对轻度或中度急性呕吐有效。

（2）最常用的药物是地塞米松。

（3）治疗延迟性呕吐效果最好的药物：地塞米松 + 甲泼尼龙联合 5- 羟色胺受体拮抗剂。

（4）胃肠外使用和口服使用同样有效。

（5）单剂量和多剂量给药方案同样有效。

（6）通常单剂量用药后不良反应发生率非常低。

（7）短期应用糖皮质激素并不会产生明显的不良反应。

（8）短期应用可造成高血糖，初发或者严重的糖尿病患者的血糖控制比较困难。

应用止吐药物有哪些注意事项？

（1）口服预防用药应在使用具有细胞毒性的化疗药物前 1 小时服

用，静脉预防用药应在使用前数分钟使用。

（2）治疗过程中应该每天使用止吐药物。

（3）地塞米松静脉给药时，应控制在 10 ~ 15 分钟内输注，避免患者出现潮热等不适症状。

（4）对突发症状的处理不能替代初次预防，但是可以包含在患者的止吐治疗方案中。

（5）延迟性呕吐的预防应该在治疗开始的头 12 ~ 24 小时进行。

胃癌患者化疗期间如何进行定期随访？

对于行术后辅助化疗的患者，在化疗期间应每周门诊随访 1 次，应仔细询问病史，复查血常规，必要时检查肝肾功能和心电图，密切观察药物的副作用并及时处理，以保证化疗如期进行。

第十章

胃癌的新辅助化疗

什么是胃癌的新辅助化疗?

胃癌的新辅助化疗,又称为术前化疗,主要目的在于缩小肿瘤、提高手术切除率、改善治疗效果。近年来,由于新型化疗药物的不断出现,新辅助化疗成为进展期胃癌的希望和研究热点。

围术期化疗(新辅助化疗 + 手术 + 辅助化疗)是目前胃癌综合治疗的重要组成部分,已有多项研究证实,与单纯手术相比,手术 + 围术期化疗可以使肿瘤降期、提高 R0 切除率并且改善生存状况。也有多项亚洲的研究显示新辅助化疗可以显著提高肿瘤缓解率及 R0 切除率,安全性良好。但是新辅助化疗能否改善胃癌患者的远期生存率尚存在争议,早期的研究结果表明新辅助化疗并未明显提高 5 年生存率。此外,部分患者可能对化疗不敏感,接受新辅助化疗后可能会延误手术时机。

为什么选择胃癌的新辅助化疗?

目前看来,选择胃癌的新辅助化疗主要基于以下几点:

(1)手术切除原发肿瘤可能会刺激剩余肿瘤细胞的生长。

(2)肿瘤周围组织血供在术后发生改变,会影响化疗药物浓度及放疗效果。

(3)新辅助化疗、放疗的组织病理学反应与预后呈正相关。

(4)可以达到降期的目的,提高手术切除率。

(5)减少术中播散的可能性,降低肿瘤细胞活性。

(6)消除潜在的微转移灶,降低术后转移复发的概率。

(7)术前通过可测量病灶及术后标本准确判定临床缓解率和病理学有效率。

(8)新辅助治疗可剔除不宜手术治疗的患者。对于部分生物学行为差的胃癌患者,肿瘤进展迅速,辅助治疗期间可能出现局部广泛浸润和远处转移,此类患者即使接受切除手术,病灶也会很快复发。

（9）通过术前辅助治疗了解肿瘤对治疗的反应如何，以确定患者术后是否需要继续治疗。

胃癌的新辅助化疗应选择哪类化疗药物？

即使接受胃癌的新辅助化疗，也不要一味追求化疗的有效性而延误手术切除的时机，手术切除仍然是最佳治疗手段。新辅助化疗虽然已被证实可以显著提高肿瘤缓解率及 R0 切除率，并且安全性良好，但现有的证据尚不能证实其能改善胃癌患者的远期生存率。

新辅助化疗药物的选择与辅助化疗类似。推荐采用铂类与氟尿嘧啶类药物联合的两药方案，或在两药方案基础上联合紫杉类药物的三药化疗方案，不推荐单药化疗。常用的方案包括 SOX、XELOX、POS、ECF 和 FLOT 等。对于接受新辅助化疗的患者，术后辅助化疗方案的制订应当依据术前分期及新辅助化疗疗效。对新辅助化疗有效者应延续原治疗方案或根据患者耐受性酌情调整治疗方案，无效者则更换方案或加用靶向药物。

哪些患者可以接受胃癌的新辅助化疗？

一般认为，无远处转移的局部进展期胃癌患者行新辅助化疗较为合适。对于出现远处器官转移和腹腔广泛转移的患者，即使肿瘤缩小，也不完全为手术适应证，而分期较早的患者则容易因为化疗无效而失去最佳手术时机。因此，一般的胃癌新辅助化疗研究多纳入经病理证实的进展期胃癌患者，这些患者有客观可测量的病灶便于评价效果，患者的其他脏器功能可以耐受化疗，并且要获得患者的同意。建议在开展新辅助化疗前，一定要明确告知患者新辅助化疗的优缺点，使其了解新辅助化疗可能带来的好处，以及可能导致的疾病进展及延误手术时机的后果。

如何评价胃癌新辅助化疗的疗效？

新辅助化疗的效果评价主要包括以下几个方面：原发肿瘤、淋巴结、转移灶。在实际操作过程中，不同部位肿瘤对化疗药物的反应是不同的。因此，在结果中应该分别评价和记录。当然，这也说明化疗药物对不同部位肿瘤的作用存在差异，值得进一步探讨。

一般不建议新辅助化疗的时限超过 3 个月，新辅助化疗后应及时评估疗效，并注意判断不良反应，避免增加手术并发症。同时根据疗效合理调整治疗策略。目前评估胃癌新辅助化疗疗效的手段主要依赖于影像学检查，包括超声内镜（EUS）、CT/MRI、PET/CT，即采取实体瘤 RECIST 标准。但由于影像学检查操作或技术具有一定的局限性及主观性，对评估结果的准确性有一定的限制，可能会存在评估不准确的情况。例如，肿瘤已明显缩小，但由于 CT 识别软组织粘连的正确率不高，因此并不能做出准确判断。目前最准确的评价新辅助化疗疗效的标准仍是病理学评价，一般选用肿瘤退缩分级评分系统（TRG 评分）。2017 年 AJCC 第 8 版 TNM 分期增加了新辅助化疗后 TNM 分期标准（ypTNM），进一步完善了胃癌新辅助化疗的评估标准。

第十一章

胃癌的放疗

放疗在胃癌治疗中的地位是何时确立的?

美国的梅奥医学中心及胃肠道协作组是较早进行胃癌放疗研究的机构。早在20世纪60年代,他们就曾针对不可切除胃癌患者接受放疗和放化疗是否可以增加手术切除率进行研究。研究发现,在接受放疗后肿瘤缩小,从而可以进行手术切除的患者有生存获益。在比较单纯放疗和放化疗两种治疗方式后发现,采用放化疗联合的方式可获得更高的生存获益。在当时的医疗水平下,不可切除的胃癌患者在放化疗后接受手术治疗,其5年生存率为18%~23%。这项研究奠定了放疗在胃癌治疗中的地位。

然而,在2014年美国临床肿瘤学会年会(ASCO)上公布的胃癌辅助化放疗试验(ARTIST)Ⅲ期最终结果分析显示,对于根治性切除术和扩大D2淋巴结清扫术患者而言,与术后化疗相比,术后放化疗并未明显增加患者的生存获益。

放疗在胃癌治疗中有哪些应用?

远端胃癌D2根治手术后,加行放疗并不能提高生存率。因此,远端胃癌根治性手术后,不必进行放疗。

有证据显示,食管胃结合部癌患者进行手术前行放化疗,可以提高手术切除率,并且可以提高患者的生存率。因此,对于进展期的食管胃结合部癌患者,可在手术前进行放化疗。

哪些情况可以采用放疗?如何选择放疗方案?

(1)患者身体情况良好,KPS≥70分或ECOG为0~2分。

(2)对于无远处转移、可以手术切除或者潜在可切除的局部晚期胃癌[T3、T4和(或)局部区域淋巴结转移]的患者,采用术前放疗同步化疗或联合诱导化疗可提高R0手术切除率及病理完全缓解率,改善长期预后。

（3）对于无远处转移、不可手术切除的胃癌（T4b）患者，推荐行放疗。

（4）拒绝接受手术治疗或因内科疾病原因不能耐受手术治疗的胃癌患者。

（5）术后辅助放疗适用于以下患者：无远处转移；非根治性切除，有肿瘤残存，切缘阳性；D2 以内手术术后病理提示 T3、T4 和（或）淋巴结转移；D2 手术术后病理提示淋巴结转移。

（6）对于局部区域复发的胃癌患者，如果无法再次手术且未接受过放疗，身体状况允许，可考虑同步放化疗。

（7）晚期胃癌的减症放疗适应证包括：存在远处转移的胃癌患者，可以通过照射原发灶或转移灶，达到缓解梗阻、压迫、出血或疼痛的目的。

胃癌患者进行放疗前需要做哪些检查？

（1）必需的检查项目。①血常规、尿常规、便常规和粪便隐血检查；②肝功能、肾功能、肿瘤标志物检查；③胃镜或超声胃镜检查；④上消化道气钡双重造影；⑤腹部增强 CT 扫描；⑥胸部 X 线平片；⑦锁骨上和盆腔 B 超检查。

（2）根据患者情况可选检查项目。①肺功能、超声心动图；②凝血功能检查；③ECT 扫描；④临床需要的其他检查项目。

如何确定放疗靶区？

医生可以通过腹部 CT、内镜超声、内镜检查等手段确定原发肿瘤和淋巴结区。术后患者照射范围应包括瘤床、吻合口和部分残胃，可以通过术中留置标志物确定瘤床、吻合口 / 残端位置。肿瘤位置不同，照射范围和淋巴结引流区亦不相同：胃近 1/3 或贲门食管交界部肿瘤，应包括原发肿瘤及食管下段 3 ~ 5cm、左半膈肌和邻近胰体，高危淋巴结区包括邻近食管周围、胃周、胰腺上、腹腔干区、脾动脉和脾门淋巴结区；胃中 1/3 肿瘤或胃体癌，靶区应包括原发肿瘤及胰体部，淋巴结区应包括邻近的胃周、胰腺上、腹腔干区和脾门、肝门及十二指肠淋巴结区；远端 1/3 肿瘤，如果累及胃十二指肠结合部，照射野应包括原发肿瘤及胰头、十二指肠第一段和第二段，淋巴结区包括胃周、胰腺上、腹腔干、肝门、胰十二指肠淋巴结，术后病例应该包括十二指肠残端 3～5cm，高危淋巴结区相同。制订治疗计划时，还应考虑胃充盈变化和呼吸运动的影响。推荐使用 CT 模拟定位和三维适形放疗技术，有条件的医院可考虑使用调强放疗技术。若使用二维照射技术，应设计遮挡保护正常组织，以减轻毒性反应。

在放疗期间需要做哪些检查？

每周复查血常规，必要时复查肝肾功能。注意血清铁和血清钙指标，尤其是术后患者，必要时进行维生素 B_{12} 治疗。密切观察病情，针对急性毒性反应，给予必要的治疗，如使用镇吐、抑酸和止泻药物，避免可治疗的毒性反应造成治疗中断和剂量缩减。治疗中根据患者病情复查影像学检查，酌情对治疗计划进行调整或重新定位。监测体重及能量摄入，如果热量摄入不足，则应考虑给予肠内（首选）或肠外营养支持治疗，必要时可以考虑留置十二指肠营养管进行管饲。对于行同步放化疗的患者，在治疗中和治疗后的早期恢复阶段，营养支持更加重要。

胃癌放疗的常见副作用和应对方法有哪些？

（1）疲劳。放疗期间，人体会耗费大量能量来进行自我康复。同时，疾病带来的压力、每天往返治疗，以及放疗对正常细胞的影响都会导致疲劳。如果患者感到疲劳，那么在空闲时就要少活动、多休息。晚上早睡觉，白天也要尽可能多休息。

（2）发热。治疗过程中，放疗本身造成的组织损伤、机体免疫功能减退导致病毒或细菌感染等均可引起发热。出现发热时，应首先明确原因，以便正确处理。如果体温低于 38℃，可不使用退烧药，多饮用温开水，注意休息；如果体温超过 38℃，引起明显头痛或全身不适，应使用退烧药，如阿司匹林、解热止痛片等，也可用湿毛巾冷敷头部，待进一步明确发热原因后再做相应处理；如果体温持续升高至 38.5℃以上，应暂停放疗，静脉输液给予支持，必要时应用抗生素、维生素及适量糖皮质激素。

(3)皮肤反应。胃癌患者行放疗后，皮肤常会变得干燥、脱皮，有烧灼感和刺痒感，部分患者照射部位的皮肤会出现充血、水肿，甚至渗液和糜烂。为了更好地保护皮肤，患者需要做到以下几点：①穿着内衣要宽松、柔软，以减少对局部皮肤的摩擦。②切忌把过热或过冷的物品，如热毛巾或冰袋放在接受放疗的皮肤上，除非是医生建议。③皮肤瘙痒时，可用手掌轻轻拍打局部皮肤，切忌用手挠抓，以免加重局部皮肤的损伤。一旦出现皮肤红肿或干性脱皮，应暂停 2～3 天，皮肤出现充血、水肿，甚至渗液和糜烂时，应暂停放疗，使用抗生素和地塞米松软膏，如复方地塞米松霜外敷或用硼酸溶液湿敷，以使皮损尽快愈合。④正在接受治疗和治疗结束后几周内，禁止在接受放疗的部位涂抹药粉、护肤霜、香水、除臭剂、药膏、洗剂等，除非经过医生许可（许多皮肤产品会在皮肤上残留，这样可能妨碍放疗或康复）。放疗过程中和放疗结束后 1 年之内，应避免接受放疗的部位暴露在阳光下。如果需要在太阳下活动，应穿着有保护作用的衣服（如宽大的帽子和长袖衬衣），并使用防晒霜。

(4)食欲缺乏。在放疗过程中，患者可能完全没有食欲。但是，多摄入蛋白质和热量非常重要，可以帮助患者更好地应对癌症及其副作用。食欲不佳时，可以少食多餐。切忌饮酒，饮酒会加重放疗副作用。患者可服用一些有健脾开胃作用的中药。如果进食量很少，可通过以下方法来增加摄入的能量：食物中加入黄油；饮用牛奶代替饮水；饭间补充牛奶等食物；蔬菜上加一些调料或奶油。

胃癌放疗过程中的影响因素有哪些?

传统的整体挡铅技术在保证靶区覆盖的同时，对正常组织的保护不如目前的适形放疗或调强放疗。现代比较精确的适形或调强放疗使得放射剂量的分布可与治疗靶区的形状高度吻合，在治疗靶区外的剂量迅速下降,从而达到保护周围正常组织的目的。但适形放疗或更精确的调强放疗由于具有对靶区形状的高度适形性，导致对靶区器官的变化更为敏感。同时,治疗计划的优化也要求对治疗部位和患者的个体化有更周密的考虑，对放疗中可能产生的不确定因素都需要进行研究和量化。对胃癌放疗中相关不确定因素的研究报道少于肺癌、前列腺癌等其他肿瘤,但影响胃癌放疗的因素较多,每次放疗的体位、膈肌呼吸运动、胃体积及胃肠道蠕动等均会对胃癌放疗产生影响,也包括对胃癌放疗靶区勾画的不一致性。这些因素既有对治疗靶区的影响,也有对靶区周围脏器,如肾脏和肝脏的影响,因此限制了胃癌放疗的广泛开展。目前,新技术在胃癌放疗中的重要性日益突显。

第十二章

胃癌的靶向治疗

靶向治疗应用于胃癌临床治疗的现状如何？

大部分胃癌患者就诊时已属晚期，预后差。化疗药物联合分子靶向药物日益成为晚期胃癌的主要治疗方法和研究热点，很多靶向药物已用于临床研究。靶向治疗是以肿瘤细胞过度表达的某些特异性分子为靶点，选择针对性的阻断剂（一般为抗体或配体），有效地干预了受该标志性分子调控并与肿瘤的发生、发展密切相关的信号转导通路，从而达到抑制肿瘤生长、发展及转移的效果。目前，针对胃癌的靶向治疗主要可以归纳为几个方面，即针对 HER2 的靶向治疗、针对肿瘤血管生成的靶向治疗、细胞周期调节剂与细胞凋亡促进剂等。靶向 HER2 治疗的曲妥珠单抗开启了胃癌靶向治疗的新时代，可以使 HER2 阳性胃癌患者的总生存期显著延长。抗血管生成药物雷莫芦单抗是转移性胃癌的标准二线治疗用药。抗血管生成药物甲磺酸阿帕替尼是我国自主研发的新药，是高度选择 VEGFR-2 抑制剂，其适应证是晚期胃癌或食管胃结合部腺癌患者的三线及三线以上治疗，且要求患者接受阿帕替尼治疗时身体一般状况良好。靶向 Claudin 18.2 的药物研发目前比较活跃，具有较好的应用前景，治疗效果还有待进一步临床试验评价。总体来讲，胃癌的靶向治疗相对落后，曲妥珠单抗仍然是唯一的胃癌一线靶向药物，还需要进一步挖掘其他的潜在靶点以提高胃癌的治疗效果。

胃癌靶向治疗未来的发展方向是什么？

如何寻找占主导作用的信号通路及更具特异性的靶点将是靶向治疗的研究重点。随着胃癌分子生物学研究的不断进展，靶向治疗已成为胃癌个体化治疗的重点。我们仍须不断探索可用于胃癌预后和疗效预测的生物标志物。在推广和实践胃癌的多学科、规范化、个体化的治疗方面，仍需要靶向药物的积极参与。在未来，期待有更多Ⅲ期临床研究的循证医学证据的支持。

曲妥珠单抗的治疗原理是什么？

人类表皮生长因子受体2（HER-2）蛋白是位于细胞膜表面的配体依赖性酪氨酸激酶受体，与配体结合后可激活细胞信号转导通路，导致肿瘤侵袭性生长、转移及刺激血管生成等。HER-2基因在多种肿瘤中高表达，与肿瘤的侵袭和转移、化疗耐药及预后不良有明显的相关性。曲妥珠单抗是一种重组的人源化抗HER-2单克隆抗体，与HER-2的胞外域有高度亲和力。研究显示，胃癌HER-2阳性率为15%～45%。

哪些患者适合接受曲妥珠单抗治疗？

HER2过表达（免疫组化染色呈3+，或免疫组化染色呈2+且FISH检测呈阳性）的晚期胃癌或食管胃结合部腺癌患者，推荐在化疗的基础上联合使用曲妥珠单抗。适应人群为既往未接受过针对转移性疾病的一线治疗患者，或既往未接受过抗HER2二线及以上治疗患者。由于曲妥珠单抗有心脏毒性，因此有心脏疾病的患者不推荐使用。一般认为具有以下情况的患者不适合使用曲妥珠单抗：既往有充血性心力衰竭病史、高危或未控制的心律失常、需要药物治疗的心绞痛、有临床意义的瓣膜疾病、心电图显示透壁性心肌梗死和控制不佳的高血压。

根据ToGA研究结果，对于HER2阳性胃癌，推荐在5-FU/卡培他滨联合顺铂基础上联合曲妥珠单抗。此外，多项Ⅱ期临床研究评估了曲妥珠单抗联合其他化疗方案（紫杉醇、卡培他滨联合奥沙利铂、替吉奥联合奥沙利铂、替吉奥联合顺铂等），也有较好的疗效和安全性。但由于蒽环类药物也有心脏毒性，不建议曲妥珠单抗与蒽环类药物联合应用。

雷莫芦单抗的治疗原理是什么？

研究表明，雷莫芦单抗可改善一线治疗后进展的转移性胃癌患者的总生存率。雷莫芦单抗是一种人血管内皮生长因子受体2（VEGFR2）

拮抗剂，抑制肿瘤周围血管生成，延缓肿瘤的生长与转移。研究表明，当其与化疗药物紫杉醇类联合应用时，可以发挥更好的抗肿瘤作用，延长患者的总生存期和无进展生存期。

阿帕替尼的治疗原理是什么？

阿帕替尼是我国自主研发的抗肿瘤药物，是高度选择 VEGFR-2 抑制剂，可以高度选择性地抑制 VEGFR-2 酪氨酸激酶的活性，阻断血管内皮生长因子与其受体结合后的信号转导通路，从而抑制肿瘤周围血管生成，发挥抗肿瘤作用。

贝伐单抗的治疗原理是什么？

贝伐单抗是一种重组的人源化单克隆抗体，可以选择性与人血管内皮生长因子结合并阻断其生物活性，抑制酪氨酸激酶信号通路，从而抑制内皮细胞增生和新生血管形成，延缓肿瘤的生长和转移。在与化疗药物联用时，还可以使血管的通透性增加，促进药物向肿瘤内渗透，达到增敏的效果。贝伐单抗治疗胃癌的临床试验以失败告终。

第十三章

胃癌的免疫治疗

胃癌的免疫治疗现状如何？

目前免疫治疗在胃癌治疗中具有良好的应用前景。在晚期胃癌的三线或二线治疗中已有前瞻性研究结果支持免疫检查点抑制剂可改善生存期。免疫检查点抑制剂主要包括 PD-1（纳武单抗、派姆单抗）或 PD-L1 单克隆抗体、CTLA-4 单克隆抗体(伊匹单抗)。前期的研究已经证实了纳武单抗和伊匹单抗对于晚期复发转移胃癌和食管胃结合部癌有一定的治疗作用。基于一系列临床试验结果,2017 年 FDA 加速审批了 PD-1 单克隆抗体(Keytruda,派姆单抗)用于微卫星高度不稳定的不可切除或转移性实体肿瘤的治疗,同时需要满足以下条件:前期的治疗方案导致疾病进展或没有其他可替代治疗方案。FDA 同年审批了 PD-1 单抗用于局部进展、复发或转移性 PD-L1 阳性胃癌的治疗,前提是接受超过两种治疗方案后疾病进展。ATTRACTION-2 研究结果证实,纳武单抗用于亚洲人群胃癌三线或三线以上治疗安全性良好，且这部分患者一旦获益,其中有 61.3%患者的生存期可延长至两年以上。基于以上研究结果,2017 年纳武单抗在日本获得了三线或以上治疗晚期胃癌的适应证。2020 年纳武单抗正式获得中国国家药品监督管理局批准用于治疗既往接受过两种或两种以上全身性治疗方案的晚期或复发性胃癌或胃食管结合部腺癌患者。

免疫治疗的未来发展潜力如何？

近年来,虽然放化疗在胃癌治疗中的应用取得了较大进展,但由于化疗耐药性等原因，部分患者并不能从化疗中获益，导致肿瘤复发进展,生存期明显缩短。随着对免疫治疗药物的研究不断深入,免疫治疗逐渐成为胃癌治疗中不可或缺的重要组成部分。其中最具有代表性的便是免疫检查点抑制剂 PD-1/PD-L1 单克隆抗体,其在肺癌、黑色素瘤等肿瘤的治疗中取得突破性进展。根据目前已开展的临床研究,免疫治疗在胃癌中的有效率约为 15%，并不是所有的人群均适合接受免疫治疗。根据现有的证据，虽然肿瘤突变负荷高、微卫星不稳定及 PD-L1 高表达可能作为预测胃癌免疫治疗效果的潜在标志物，但是临床研究的结论并未表现出明显的一致性。因此，在胃癌免疫治疗探索过程中，仍然需要继续寻找胃癌免疫治疗的潜在标志物，从而明确不同免疫治疗方法的获益人群特征。此外，尚需深入探索免疫治疗联合治疗方案的有效性和安全性，如免疫治疗联合化疗、免疫治疗联合靶向治疗、不同免疫治疗方案的联合应用。

PD-1 单克隆抗体的治疗原理是什么？

PD-1 一般表达于免疫细胞表面，而其配体 PD-L1 通常表达于肿瘤细胞表面；两者结合后产生的信号转导会降低 T 细胞等免疫细胞的活性，从而干预免疫细胞对肿瘤细胞的杀伤作用。肿瘤细胞利用这种作用方式将自己保护起来，避免被人体的免疫细胞杀伤。PD-1 单克隆抗体可以与 PD-1 有效结合，从而阻断 PD-1 与 PD-L1 的结合，恢复免疫细胞的活性和杀伤肿瘤细胞的能力，达到抗肿瘤的目的。

哪些患者适合接受 PD-1 单克隆抗体治疗？

对于局部进展期、复发或转移性胃腺癌和食管胃结合部腺癌患者，应常规进行错配修复蛋白（MLH1、MSH2、MSH6 和 PMS2）和 PD-L1 的检测。有条件的医疗机构可以同时检测 MSI 和肿瘤突变负荷 TMB。目前 PD-1 单克隆抗体治疗仍作为胃癌的三线及以上治疗方案。

推荐 PD-1 单克隆抗体治疗的适应证如下：①局部进展期、复发或转移性胃腺癌和食管胃结合部腺癌；②既往接受两种或以上治疗方案后疾病复发；③肿瘤高表达 PD-L1；④微卫星高度不稳定；⑤肿瘤突变负荷高；⑥建议患者积极参加 PD-1 单克隆抗体单药或联合其他治疗的临床研究；⑦如果不满足③④⑤三条，也可以考虑尝试将 PD-1 单克隆抗体作为补救治疗，但需要充分告知患者及家属注意事项及潜在风险。

第十四章

胃癌的预后

不同分期患者的预后情况如何?

胃癌病情发展较快,如出现症状后不进行手术治疗,90%以上的患者将在1年内死亡。不同胃癌患者的预后差异很大,影响预后的因素也有很多。

不同临床分期患者的5年生存率

临床分期 cTNM	5年生存率
Ⅰ 期	90.2%
ⅡA 期	75.2%
ⅡB 期	59.3%
Ⅲ 期	43.4%
Ⅳ 期	14.1%

不同病理分期患者的5年生存率

病理分期 pTNM	5年生存率
ⅠA 期	93.6%
ⅠB 期	88%
ⅡA 期	81.8%
ⅡB 期	68%
ⅢA 期	54.2%
ⅢB 期	36.2%
ⅢC 期	17.9%

不同新辅助化疗后分期患者的5年生存率

新辅助化疗后分期 ypTNM	5年生存率
Ⅰ期	76.5%
Ⅱ期	46%
Ⅲ期	19.2%
Ⅳ期	11.6%

影响胃癌预后的临床因素有哪些？

1.年龄和性别

大部分研究认为，年龄和性别不是导致患者死亡、肿瘤复发和转移的独立危险因素。目前，只有少数小样本研究显示年龄是影响患者预后的独立指标。研究人员发现，60 岁以上的胃癌患者 5 年生存率高于其他年龄组，认为老年人的胃癌进展过程可能较为缓慢。虽然男性胃癌的发病率明显高于女性，但是多数研究认为性别并非是影响胃癌预后的独立指标。

2.肿瘤大小

对胃癌而言，肿瘤体积的临床预后意义尚不清楚。但多项研究证实肿瘤大小为影响胃癌预后的重要因素。

3.肿瘤位置

目前，诸多研究表明肿瘤位置是影响胃癌预后的一项独立危险因素，胃近端 1/3 肿瘤的预后比中部及远端胃癌预后要差。其中，近端胃癌不同于常见的发生在胃窦的远端胃癌，预后明显较差。

4.手术

胃癌根治术是胃癌患者的基本治疗手段。患者是否接受胃癌根治术明显影响其预后，根治性切除术的 5 年生存率为 31.3%，姑息性切除的 5 年生存率仅为 11.7%。此外，预后与胃癌切除标本两断端是否残留癌组织有关。关于胃切除范围对胃癌患者预后的影响目前仍存在较大的争议。在行胃癌根治术时，并非是切除范围越大越有利，需要对手术方式可能引起的并发症、损伤及免疫抑制等方面进行综合考虑。

对于近端胃癌的切除范围，学术界观点并不统一。目前，大部分学者认为，对于肿瘤位于黏膜层和黏膜下层的早期近端胃癌（术前评估为 Tis 和 T1 期），可行近端胃切除术；而对于进展期近端胃癌，则建议行全胃切除，才能保证肿瘤的足够无瘤切缘。近端胃癌是否需行全胃切除，关键在于幽门上、下两组淋巴结是否转移。因此，对于进展期近端胃癌患者，近端胃切除难以保证足够的淋巴结清扫范围，目前多数学者建议对进展期近端胃癌患者行全胃切除术。

当前 D2 淋巴结清扫被认为是进展期胃癌的标准术式，其预后优于 D1 淋巴结清扫。而且有研究显示，淋巴结清扫的个数也是影响胃癌预后的重要因素。

影响胃癌预后的病理因素有哪些？

1.大体类型

曾有研究指出，蕈伞型、溃疡型胃癌患者的 1 年、3 年、5 年生存率高于溃疡浸润型和弥漫浸润型患者。有文献报道称，TNM 分期为Ⅳ期的弥漫浸润型胃癌患者占 54.5%，TNM 分期为Ⅳ期的溃疡型胃癌患者仅占 23.8%，两者差异显著。研究人员发现，Borrmann Ⅳ型胃癌与其他 Borrmann 分型相比，5 年生存率明显较差。多因素分析显示，Borrmann Ⅳ型是胃癌预后差的独立危险因素，Borrmann Ⅳ型胃癌患者的 5 年生存率也明显低于其他分型。

2.TNM 分期

大部分研究认为，胃癌 TNM 病理分期是影响患者 5 年生存率和局部复发的重要因素。诸多研究已经证实，TNM 分期是影响胃癌患者预后的独立危险因素。

3.组织学分型

胃癌的组织学类型与预后的关系并不明确，但 Lauren 分型对临床和胃癌发生机制的研究有重要价值。肠型胃癌常见于胃癌高发区人群，老年人及男性多见，分化程度高，术后预后相对较好；弥漫型胃癌多见于非胃癌高发区，常见于青壮年，恶性度高，预后差。此外，目前大部分研究认为胃印戒细胞癌不同于其他组织类型的癌症，预后较差。

4.淋巴和血管侵犯

近期研究发现，存在淋巴结转移和脉管癌栓是导致患者术后复发和死亡的重要危险因素。研究人员对影响胃癌预后的因素进行多因素分析后发现，淋巴系统侵犯是影响胃癌患者预后最重要的危险因素。淋巴和血管侵犯对早期胃癌预后的重要性也逐渐显现。

近年来，人们发现淋巴结转移率（rN）和数量分级对胃癌预后更为重要，rN 分级是反映胃癌预后最主要的独立指标，淋巴结转移率分级与肿瘤大小、浸润深度及大体类型关系密切，有人认为 rN 分级可更好地指导胃癌的治疗和预后判断。

据相关专业研究证实，在诸多影响因素中，病灶的浸润深度与淋巴结有无转移是影响胃癌预后最重要的因素。

影响胃癌预后的分子生物学指标有哪些？

1.胃癌预后有关的因子

目前，研究发现多种因子和基因（如生长因子及其受体、基质金属蛋白酶、细胞周期调节蛋白、细胞黏附分子等）可通过参与胃癌细胞的增殖、浸润和转移影响胃癌患者预后。这些因子不仅诱导肿瘤细胞生长，而且诱导细胞外基质酶的降解、肿瘤浸润和增殖，以及血管生成。转化生长因子（TGF-Ⅰ）和表皮生长因子（EGF）及其受体同时表达与胃癌浸润深度、进展及预后不良有关。肿瘤患者中白细胞介素 -8 和 VEGF 高表达的患者比低表达的患者预后差。

2.细胞周期调节点

细胞周期调节点是调节细胞转化、DNA 复制、染色体分离的调节途径。基因不稳定、细胞无限制增殖和细胞周期异常调节与胃癌的发生有关。

3.细胞黏附分子

作为肿瘤抑制基因的细胞黏附分子，如上皮细胞钙黏蛋白，在调节上皮组织的形成和抑制肿瘤细胞浸润方面起着重要作用。多因素分析表明，上皮细胞钙黏蛋白的表达是一个独立的预后因素。已经明确胃癌患者血清中上皮细胞钙黏蛋白可溶片段增加高度提示广泛转移，因此可作为判断胃癌患者预后的有效标志物。

4.基质金属蛋白酶

基质金属蛋白酶(MMP)与其抑制剂活性之间的平衡决定肿瘤的浸润和转移。MMP-1 阳性表达的胃癌患者比阴性表达的患者预后差。膜型 1（MT1)MMP 是 MMP-2 的激活剂。尽管 MTl MMP 表达不是一个独立的预后因素,但也是影响肿瘤浸润和转移的独立因素。

5.表观因素

与胃癌预后有关的影响基因表达修饰的表观因素中最重要的是组蛋白乙酰化、DNA 甲基化和 miRNA。组蛋白乙酰化作用可导致染色质失活涉及几种肿瘤抑制基因的转录阻抑,包括 p21WAFl / CIPl。抑癌基因的高甲基化及原癌基因的低甲基化均是肿瘤预后不良的标志。

6. HER-2/neu

HER-2/neu 是 EGFR 家族的成员之一,通常情况下,HER-2/neu 只在胎儿期表达,到成年后,只在极少数组织内低表达。而在许多恶性肿瘤，如乳腺癌、卵巢癌、肺癌、胃癌、结肠癌的细胞中都检测到了 HER-2/neu 基因扩增或蛋白过表达。有证据表明,HER-2/neu 在胃癌组织中的过表达与预后不良及高侵袭性相关,但 HER-2 高表达并不是胃癌预后不良的独立危险因素。目前推荐 HER-2 高表达患者应用靶向治疗药物曲妥珠单抗。

7.微卫星不稳定 MSI

如前所述,微卫星高度不稳定的肿瘤容易发生基因突变,错配修复蛋白表达存在缺陷,导致肿瘤具有免疫原性,是免疫治疗的重要标志物之一。目前的研究结果表明,微卫星高度不稳定的胃癌患者具有更好的预后,但 MSI 并不是胃癌预后不良的独立危险因素。

影响早期胃癌预后的因素有哪些?

迄今为止，与早期胃癌预后明确相关的因素只有淋巴结的转移情况。无淋巴结转移的早期胃癌患者预后明显优于存在淋巴结转移者。此外,肿瘤浸润深度与预后有关,黏膜内癌预后优于黏膜下癌。但目前的研究并不能证实浸润深度是早期胃癌预后的独立因素，似乎仅仅与淋巴结转移危险性相关。老年患者往往预后较差，肿瘤体积越大，预后越差，而凹陷型早期胃癌预后优于隆起型。

早期胃癌的各种大体类型与患者预后之间有什么关系？

超过 60% 的早期胃癌肉眼表现为凹陷（Ⅱc）、溃疡（Ⅲ）或两者共同存在（Ⅱc+Ⅲ），隆起型（Ⅰ+Ⅱa）、平坦型（Ⅱb）只占少数。此现象不仅反映了凹陷型或溃疡型癌灶容易被发现这一事实，而且也说明大部分早期胃癌的癌性溃疡是它们自然病史中的一个阶段，研究人员提出此现象为“恶性溃疡的循环”，表现为溃疡 - 愈合 - 再度溃疡。平坦型病灶往往累及范围较小且多局限于黏膜层，说明其可能处于胃癌的早期阶段。

通过观察早期胃癌的大体类型，可以预测其浸润深度。与平坦型病灶相比，息肉样 / 隆起型和溃疡 / 糜烂型早期胃癌浸润较深，由于浸润深度与预后有关，所以预后较差。

第十五章

胃癌患者出院后的注意事项

胃癌患者如何定期复查？

胃癌手术后患者需要定期进行复查，复查目的有两个：观察患者的一般状况和患者是否出现复发。胃癌手术后，可能出现胃肠道系统的各种生理功能变化，如胆汁反流性胃炎、消化吸收障碍、营养不良、贫血、低血糖等并发症，及时诊断和处理这些并发症对减轻患者痛苦十分重要。癌症复发也是一个令人担心的问题。一般来说，对于进展期胃癌，手术后两年左右复发的概率最高。对于早期胃癌，复发时间相对较晚，因此要求患者在手术后定期复查。早期胃癌患者复查时间的安排如下：手术后 3 年内每半年复查一次，第 4 年后每年复查一次。进展期胃癌患者复查时间的安排如下：手术后 2 年内每 3 个月复查一次，第 3 ~ 5 年每半年复查一次，第 5 年后每年复查一次。复查的项目包括询问病史、体格检查、血液检查（CEA 和 CA19–9）、体重变化、胸部 X 线检查、腹部 B 超或 CT 检查、内镜检查（每年一次）。PET/CT、MRI 检查仅推荐用于临床疑似复发，同时常规影像学检查为阴性的病例，如持续 CEA 升高，腹部 CT 检查或超声为阴性。目前不推荐将 PET/CT 检查作为常规随访 / 监测手段。

胃癌患者何时需警惕复发？

胃癌根治手术后复发是最令人担心的问题，也是癌症最重要的特点。如何早期发现复发？一是注意患者身体状况的变化；二是定期复查。如果出现以下情况应该引起高度警惕：

（1）手术后恢复良好，但近期出现上腹部胀满疼痛、食欲减退、消瘦。

（2）出现消化道出血，轻者可出现原因不明的贫血，大便隐血阳性；重者可出现呕血或黑便。

（3）呕吐表明吻合口出现狭窄、阻塞或存在严重的电解质紊乱。

胃癌患者如何防治贫血？

贫血主要分为两种类型：缺铁性贫血和巨细胞性贫血。铁是人体造血过程中不可缺少的成分，食物中的铁在酸性环境中才能吸收良好。胃大部切除术后贫血的发生率为10%左右，胃切除手术后，会出现胃酸减少或缺乏，导致铁吸收障碍而引起贫血，治疗上应在补充铁剂的同时配合维生素C。

全胃切除术后的贫血与胃大部切除术不同，除了贫血导致的铁吸收障碍外，更重要的原因是内因子缺乏，从而引起与维生素B_{12}缺乏相关的造血代谢障碍。因此，全胃切除术后的贫血是缺乏铁和维生素B_{12}造成的，而肝脏内贮存的维生素B_{12}平均在4年内可耗竭。因此，全胃切除术后的患者应补充铁和维生素B_{12}。

胃癌患者如何治疗钙吸收障碍？

胃切除手术以后，因为改变了消化道原来的生理功能且胃切除手术后脂肪吸收障碍引起维生素D的吸收减少，易产生钙吸收障碍。全胃切除术后的钙吸收障碍比胃大部切除术更明显，表现为胃癌术后出现关节痛、四肢麻木、骨折等，也可以表现为神经痛和骨质疏松症。治疗以补充活性维生素D和钙剂为主，饮食中增加乳制品是预防缺钙的重要方法。

胃癌患者如何预防反流性食管炎？

对于近端胃部分切除的患者，由于切除了贲门，失去了对食物反流的控制作用，包括胆汁、胰液在内的消化液反流到食管，刺激食管黏膜引起反流性炎症，表现为反酸、胸骨后疼痛、呕吐等。胃镜检查时可见从吻合口到食管黏膜充血、水肿，甚至糜烂、溃疡。治疗上应给予黏膜保护剂、局部麻醉剂（利多卡因）、胃肠蠕动剂及镇静剂，睡眠时抬高上半身。

手术半年以后，多数患者可以自行缓解。

胃癌患者如何防治术后营养障碍？

胃大部切除手术基本不会影响患者的营养状态，但是接受全胃切除术的患者有相当一部分会发生营养不良，主要原因是食物摄入量减少、胃蛋白酶减少、食物消化不良，食物在小肠内通过太快而不能与消化酶充分混合等。可以通过以下几个方面防治：首先，应保证每天的食物摄入量，遵循少量多餐的原则；其次，以高蛋白、高能量的饮食为主，尽量做成流质饮食，辅以丰富的维生素。如果出现腹胀、腹泻等消化不良症状，可以服用消化酶地衣芽孢杆菌活菌胶囊（整肠生）等药物。只要做好术后长期的营养管理，患者完全可以避免出现营养障碍。

防癌抗癌新媒体科普平台

一、网站

1.中国抗癌协会：

http://www.caca.org.cn/

2.中国抗癌协会肿瘤防治科普平台：

https://www.cacakp.com/

3.中国抗癌协会神经肿瘤专业委员会：

http://www.csno.cn/

4.甲状腺肿瘤网：

http://www.thyroidcancer.cn/

5.中国抗癌协会肿瘤标志专业委员会：

http://tbm.cacakp.com/

6.中国肿瘤营养网(中国抗癌协会肿瘤营养专业委员会)：

http://cancernutrition.cn/ainst-1.0/

7.中国抗癌协会肿瘤心理学专业委员会：

http://www.hnca.org.cn/cpos/

二、新媒体平台

1.中国抗癌协会官方 APP

2.中国抗癌协会科普平台(微信公众号)

3.中国抗癌协会科普平台（今日头条）

4.中国抗癌协会科普平台（微博）

5.中国抗癌协会科普平台（学习强国）

6.中国抗癌协会科普平台（人民日报）

7.中国抗癌协会科普平台（网易新闻）

8.中国抗癌协会科普平台（新华网客户端）

9.中国抗癌协会肿瘤防治科普平台

10.中国抗癌协会科普平台（人民日报健康客户端）

11.CACA 肿瘤用药科普平台

12.CACA 早筛科普平台